Durch Jahr und Tag

HILDA LANG (Hrsg.)

Durch Jahr und Tag

Wissenswertes
über das Wetter, Bauernregeln,
Weisheiten, Heilpflanzen,
Gesundheit, gesunde Ernährung,
Haushalt und Brauchtum

SüdOst Verlag

Die Deutsche Bibliothek – CIP Einheitsaufnahme

Lang, Hilda:
Durch Jahr und Tag / Hilda Lang. – Waldkirchen : SüdOst-
Verl., 1999
ISBN 3-89682-030-3

ISBN 3-89682-030-3

Konzept: Hilda Lang und Adolf Bachmann;
Umschlagfoto: Zefa-Masterfile, Düsseldorf, G. Black;

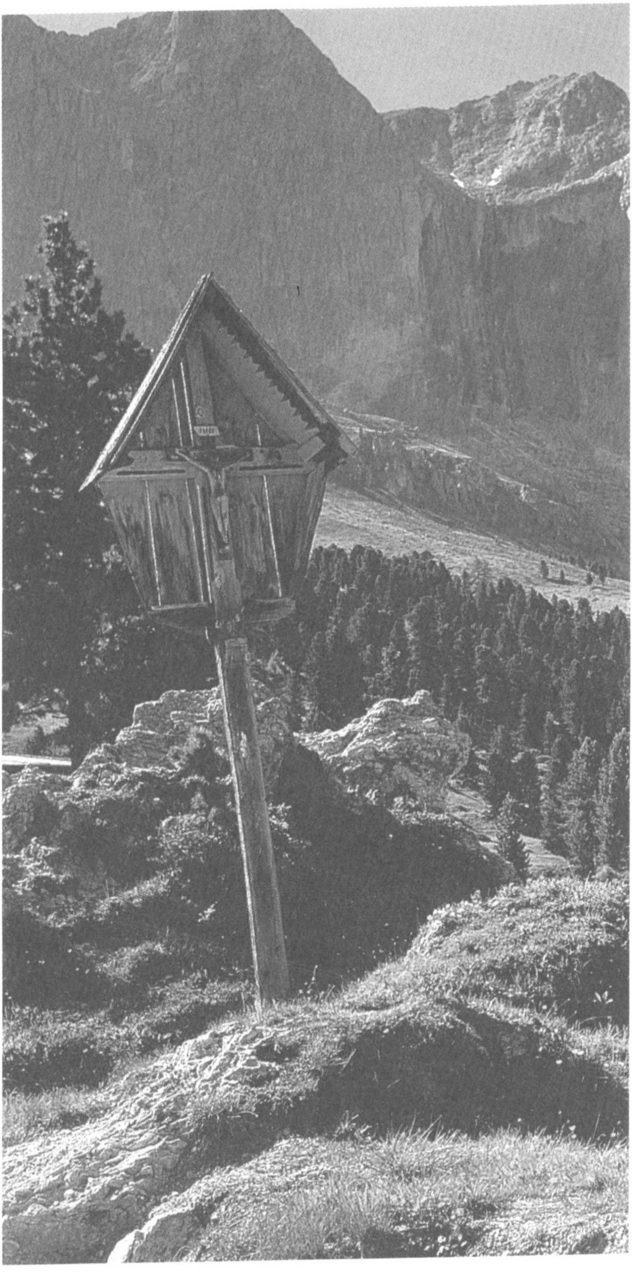

Im Frühjahr

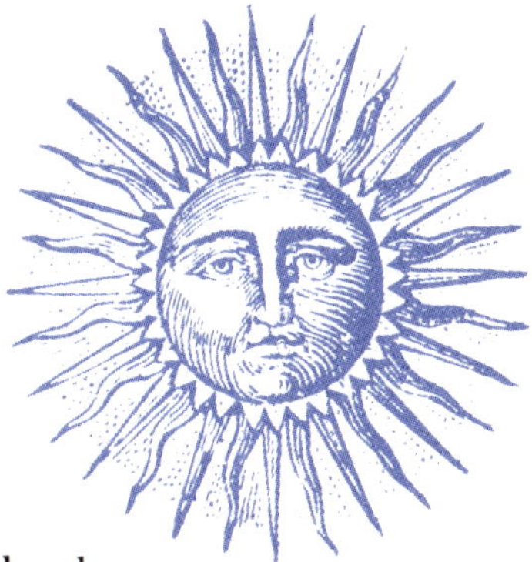

Das Wetter im Frühling

Der Frühling ist sehr feucht und daneben warm, doch mit unterlaufendem Frost. Der ganze März bleibt kalt. Der April ist gegen den 14. mit viel Regen ausgestattet, wobei zwei, drei schöne Tage unterkommen können. In der zweiten Monatshälfte gibt es zunächst etliche rauhe und kalte Tage, danach wird es schön. Gegen Monatsende regnet es wieder. Zu beachten ist: Wenn um diese Zeit wenig Regen fällt, kommt er im Juni und Juli um so heftiger. Der Mai ist von Anfang bis gegen den 16. sehr schön. Es wird heiß, doch wird es gelegentlich auch regnen. Nach dem 16. wird es sehr kalt. Es kann hageln, Reif und sogar Eis geben. Und das bis um den 25. Danach folgt kalter Regen. Der Juni ist sehr fein, gelegentlich regnet es aber.

Der Geist der Freiheit
lebt in den Herzen der Menschen.
Stirbt er dort, so kann ihn keine
Verfassung, kein Gesetz,
kein Gericht retten.

Der 7-Jahres-Rhythmus

Im Mittelalter war der Glaube, daß alle sieben Jahre gleiches Wetter wiederkehre, weit verbreitet.
Die Ansicht ist aber nicht etwa aus Aberglauben entstanden, sondern beruhte auf den Wettererfahrungen dieser Zeit.

Alle sieben Jahr ein Flohjahr.
Alle sieben Jahr ein Raupenjahr.
Alle sieben Jahr ein Käferjahr.
Alle sieben Jahr ein Krankenjahr.

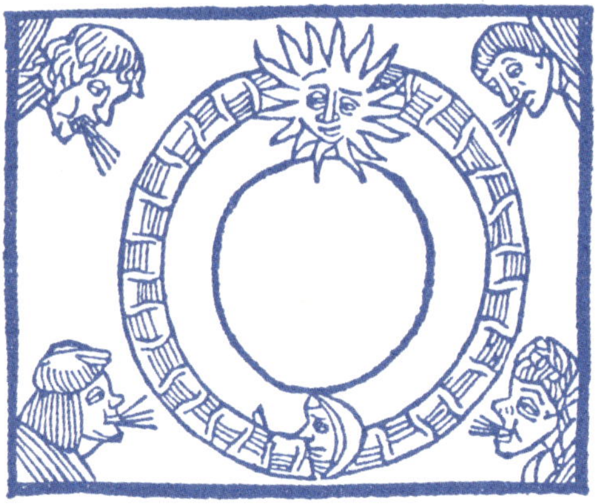

Der »Hundertjährige« hat somit nichts mit einer hundertjährigen Wettererfahrung zu tun oder gar mit einem hundertjährigen Wetterrhythmus. Er basiert auf den siebenjährigen Wetteraufzeichnungen des Abtes Moritz Knauer und auf der Erfahrung, daß sich das Wetter in siebenjährigem Rhythmus wiederholt. Das heißt, wenn man nachsieht, wie das Wetter vor sieben Jahren war, kann man für die Gegenwart ähnliches Wetter erwarten. Allerdings gibt es dafür keine 100%ige Sicherheit. Trotzdem werden die Vorhersagen sehr oft eintreten.

Meine Gedanken erzeugen meine Wirklichkeit. Meine äußere Welt ist ein Spiegelbild meiner inneren Welt. Immerzu sehe ich in Menschen und Ereignisse das hinein, was ich mir vorstelle. Denke ich an Liebe, Frieden und Unterstützung, so sehe und erlebe ich Frieden, Liebe und Unterstützung. Denke ich an Schuld, Angriff und Verletzung, so werde ich Angst, Krieg und Schmerz sehen und erleben.

Kein Ereignis hat irgendeine Macht über mich, außer der, die ich ihm in Gedanken einräume.

Grundlagen des Konservierens

Ziel der Vorratsbereitung im Haushalt ist es, Haltbarmachen durch Verfahren, die die Mikroorganismen abtöten oder deren Umweltbedingungen so verändern, daß ein verlangsamtes oder gar kein Wachstum mehr möglich ist.

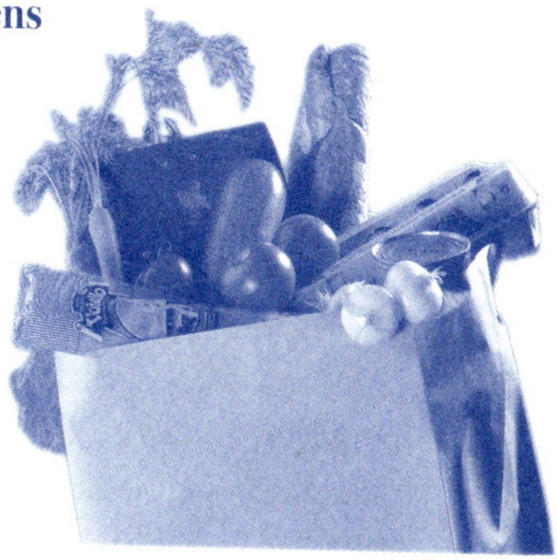

Mikroorganismen sind:
Bakterien: einzellige Lebewesen, deren Vermehrung durch Zellteilung geschieht.
Hefen: sind 10fach größer als Bakterien und vermehren sich durch Sproßung, einige können auch Sporen bilden. Sie ernähren sich von Zuckerstoffen, die sie abbauen oder vergären.
Schimmelpilze: bestehen aus Fäden, die sich auf oder in fast allen Lebensmitteln verbreiten.
Man unterscheidet dabei: Köpfchenschimmel – z. B. bei Schwarzbrot oder faulenden Früchten.
Gießkannenschimme: z. B. bei Fleisch, Erdnüssen, Brot, Früchten, Konfitüren.

Kastanienmarmelade

1500 g Kastanien, 300 g Wasser, 1000 g Zucker, einige Salbeiblätter, Wasser zum Kochen

Die äußere Schale der Kastanien wird mit einem scharfen Messer entfernt. Die Kastanien mit den Salbeiblättern weich kochen. (Gekochte Kastanien kann man so zubereiten. Durch den Salbei sind sie leichter verdaulich und schmecken auch besser.) Jetzt werden die anderen Schalen entfernt, die Kastanien passiert und mit dem Zucker und dem Wasser gekocht, bis eine dickliche und cremige Masse entsteht. Nach Geschmack kann man etwas Zimt, Maraschino oder Zitrone hinzufügen. (Bei sehr kleiner Flamme kochen, da sie leicht anbrennen.) Als Füllung von Krapfen wird diese Marmelade auch gerne genommen.

Salz

– reinigt Teekannen und -tassen. Mit Salz einreiben, spülen, und braune Ränder verschwinden sofort.

– macht Geschirr, Töpfe, Badewanne und anderes Email wieder blitzsauber. Mit feuchtem Salz abreiben und gut ausspülen.

– vermischt mit Öl, kann als Peeling-Maske verwendet werden. Haut mit dem Brei abreiben, mit viel Wasser abspülen und gut eincremen.

– bewirkt, daß Kerzen länger brennen und weit weniger tropfen. Kerze eine Stunde in Salzwasser legen und gut trocknen lassen.

– entfernt grob verschmutzte Ränder bei Herdplatten. Das Salz auf ein angefeuchtetes Tuch geben und den Herd damit abreiben.

Artischocke

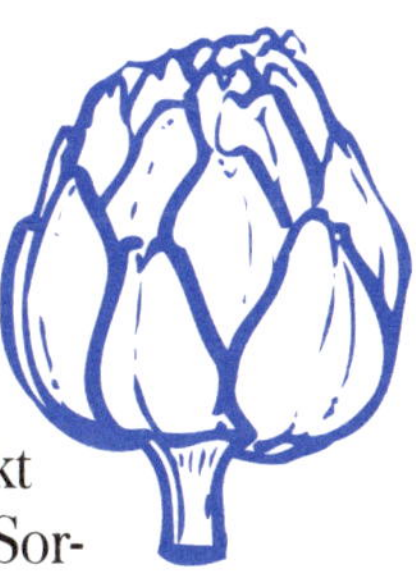

Sie ist ein Distelgemüse und wird je nach Art bis zu 500 g schwer. Meist rundlich, 6-13 cm groß, haben sie einen violette oder hellgrüne Farbe. Im Frühling findet man auf dem Markt vor allem die kleineren blauvioletten Sorten, während große, dicke Artischocken aus Frankreich uns im Herbst angeboten werden. Der Geschmack der Blätter ist fein-herb, der Boden fleischig, auch Artischockenherz genannt. (Früher gern als Aphrodisiakum angeboten!)

– Beim Kauf des teuren Gemüses (ca. ein Viertel davon nur eßbar) bei den grünen Sorten auf eine frisch-grüne Farbe achten, braungefärbte Blattspitzen zeigen eine zu lange Lagerzeit an. Gilt für alle Sorten: Geschmacksminderung bei angetrockneten Blattspitzen, und beim Kochen bleiben sie hart. Frische Artischocken sind etwa eine Woche haltbar, wenn sie, gut abgedeckt, im Kühlschrank aufbewahrt werden.

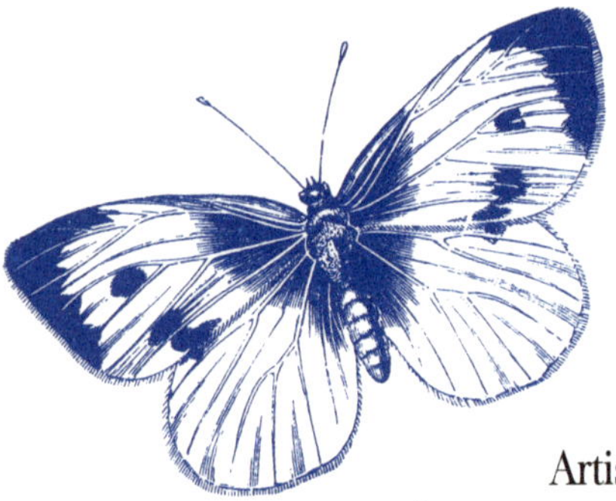

– Artischocken kocht man in Essigwasser oder umwickelt sie vor dem Kochen mit Zitronenscheiben. Keine Aluminiumtöpfe verwenden, in solchen verfärben sie sich grauschwarz. Kleine Artischocken kann man auch roh essen, wenn sie sehr zart sind. Mit Dips und Baguettes serviert schmeckt dieses Gemüse am besten. Blätter abzupfen, dickeres Ende in den Dip tauchen und den fleischigen Blattansatz mit den Zähnen abziehen. Man kann das Artischockenherz auch füllen, entweder mit Krabben-, Hähnchen-, Kalbfleisch oder mit Champignons.

– Gehalt der Artischocken: Eisen, Magnesium, Calcium, Phosphor, dazu Vitamin A und B. Der Bitterstoff Cynarin fördert die Verdauung und ist für die Magenschleimhaut sehr gesund.

Ich wähle liebende Gedanken,
und deshalb kann ich eine friedvolle
Umwelt wahrnehmen.

Kontrollierte Nahrungsaufnahme

Essen Sie gern? Ich auch. Würden Sie gerne wissen, wie es gelingt, eine Menge zu essen? Ja?
Essen Sie wenig!
Nur dann werden Sie lange genug leben, um sehr viel essen zu können. Medizinische Untersuchungen haben gezeigt, der sicherste Weg, die Lebensspanne eines Tieres zu verlängern, besteht darin, die Nahrungsmenge zu reduzieren. Im Versuch wurde die Nahrungsaufnahme von Ratten auf die Hälfte reduziert. Ihre Lebensdauer hat sich daraufhin verdoppelt. Ähnliche Ergebnisse wurden mehrfach auch bei anderen Versuchen erzielt.

Grundbegriffe für Energiesparer

Wärmedämmung: Es gibt gute und schlechte Wärmeleiter, wie z. B. Metall und Kork. Besonders schlechte Wärmeleiter, wie z. B. Gase, werden Wärmeisolatoren genannt. Ein Material hat dann hervorragende Dämmeigenschaften, wenn in ihm große Mengen von einem Wärmeisolator gebunden ist. Wärmeschutz bietet viele gesundheitliche Vorteile, und nebenbei reduziert er die Kosten.

k-Wert oder auch Wärmedurchgangskoeffizient. Er zeigt dem Fachmann genau an, wieviel Wärme, bei einem Temperaturunterschied von Außen- und Innenbereich von genau einem Grad Celsius, in einem festgelegten Zeitraum auf einer Fläche von einem Quadratmeter des Bauteils oder Baustoffs verlorengeht.
Diese Rechengröße ermöglicht es, sehr unterschiedliche Dämmeigenschaften, z. B. von Wand-, Fenster- und Dachkonstruktion zu vergleichen.

Bekämpfung von Mehltau

Mehltau zu bekämpfen ist schwierig und auch langwierig. Trotzdem kann es mit Ausdauer und etwas Glück gelingen.

Besser ist jedoch Vorbeugen. Wenn Sie dafür sorgen, daß die Pflanzen ideale Bedingungen zum Wachsen haben, sind sie weniger anfällig. Bei guter Luftfeuchtigkeit kann Mehltau meist erst gar nicht entstehen. Das können Sie mit täglichem Duschen der Pflanzen erreichen. Bei geringem Befall der Pflanzen kann man die kranken Pflanzenteile im Frühling einfach abschneiden. Sie sollten verbrannt werden. Bei starken oder epidermischem Befall kommt man selten umhin chemische Mittel anzuwenden. Die wirkungsvollsten sind oft Schwefelmittel. Diese Mittel sind überall erhältlich; beim Kauf sollte jedoch gefragt werden, ob es speziell bei Mehltau wirkt. Folgende Aktivstoffe können enthalten sein: Thiophanat-Metyhl, Schwefel, Triforin, Binapacryl, Benomyl, Dinocap, Ditalimfos usw.

Gregor zeigt dem Bauern an, ob im Feld er säen kann.

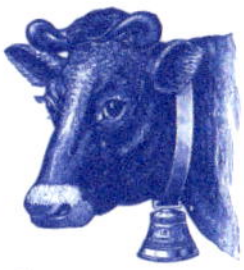

Gertraud führt die Kuh zum Kraut,
das Roß zum Zug, die Bienen zum Flug.

12. März Gregor oder 17. März Gertrud

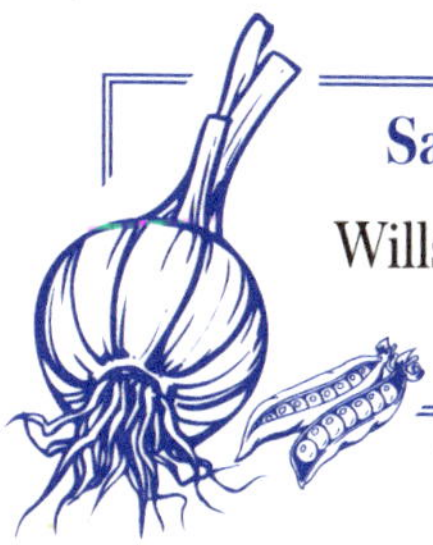

Sankt Benedikt 21. März

Willst Gerste, Erbsen, Zwiebeln dick –
so sä' sie an Sankt Benedikt.

Was sind Glaubenssätze?

Es sind erworbene Wahrnehmungsrichtlinien, die in einer konsistenten Weise unsere Kommunikation mit uns selbst beeinflussen.
Wie entstehen solche Glaubenssätze?

Manche Menschen haben einen Glauben, der sie zum Erfolg führt und andere einen, der sie immer wieder scheitern läßt. Warum? Glaubenssätze, die zu besonderer Leistung führen, können wir selbst modellieren.

»Ich kann es, weil ich glaube,
daß ich es kann!«

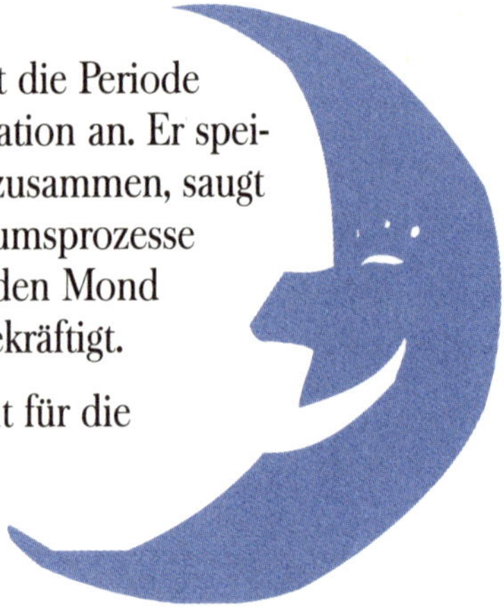

Der zunehmende Mond zeigt die Periode des Aufbaus und der Regeneration an. Er speichert, sammelt, kräftigt, trägt zusammen, saugt auf und zieht an. Alle Wachstumsprozesse werden durch den zunehmenden Mond gefördert, beschleunigt und gekräftigt.

Der abnehmende Mond steht für die Phase der Auflösung. Er entgiftet, klärt, reinigt, entkrampft, trocknet, festigt. Er härtet, treibt und leitet aus.

Der Vollmond zeigt das Maximum und Ende der Aufbauphase. Er speichert, sammelt und tauscht aus. Die hierbei zugeführte Energie wird jedoch schlecht gebunden und verwertet. Vollmondtage können höhere Tendenz zu Blutungen zeigen.

Neumond zeigt einen neuen Zyklus an. Jetzt ist die Aufnahmebereitschaft des Organismus (positiv und negativ) besonders groß, ein Zeitpunkt, an dem sich lunare Kräfte neu polarisieren.

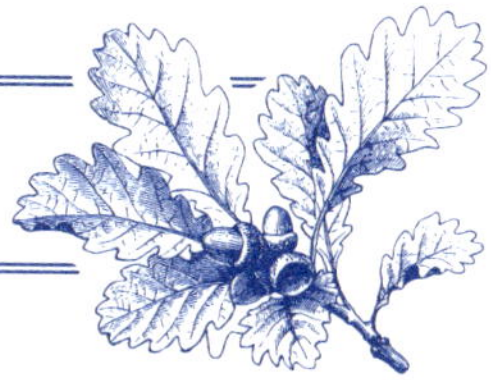

> Von Eichen sollst du weichen,
> doch die Buchen mußt du suchen.

Solche Aussagen haben viele Kritiker, aber bei 121 Blitzschlagmeldungen in Bäume wurde folgendes festgestellt:

Fichten	32	Tannen	6
Erlen	1	Linden	2
Föhren	4	Eschen	3
Lärchen	11	Edelkastanien	2
Eichen	17	Nußbäume	1
Buchen	–	Apfelbäume	7
Pappeln	9	Birnbäume	3
Weiden	2	Kirschbäume	6

Eichen und Pappeln waren offenbar den meisten Blitzschlägen ausgesetzt, aber nicht eine Buche.

Wer sich in den ersten fünfzig Jahren um seinen Magen kümmert, um den wird sich sein Magen während der nächsten fünfzig Jahre kümmern.

Anis

Anpflanzung im Kräutergarten. April oder Mai Aussaat in den Garten. Der Anis ist anspruchsvoll und benötigt einen sonnigen Platz, kalkreichen

Boden in warmem, mäßig feuchtem Klima. Reihenabstand 30 cm. Sämlinge ausdünnen auf 30 cm Abstand.

Heilwirkung und Anwendung von Anis

Anis wird zur Förderung der Schleimlösung bei Katarrhen der Atemwege angewendet, ebenso bei krampfartigen Beschwerden im Magen- und Darmbereich, bei Blähungen, besonders bei Kleinkindern und Säuglingen. Er gilt auch als Hausmittel zur Steigerung der Milchsekretion bei stillenden Müttern.

Anis als Gewürz: Bei Süß- und Backwaren, in der Likörindustrie ist die Verwendung von Anisfrüchten allgemein bekannt. Als Gewürz in der Küche verwendet man Anis zu Kraut, Fisch, Geflügel und Suppen. Zu Käse, Salaten und Gemüse werden frische Blätter verwendet.

Anis-Tee: *Vor Gebrauch werden 1-2 Teelöffel Anisfrüchte zerquetscht, mit 1 Tasse kochend heißem Wasser übergossen. 10-15 Minuten ziehen lassen und durch ein Teesieb gießen. Schleimlösung: früh und abends frisch zubereitet 1 Tasse mit Honig; Magen/Darm: mehrmals tägl. ohne Honig.*

Bei festsitzendem Schleim in der Nase

100 g Seifenwurzel – über Nacht 1 Tasse Wasser mit 1 Teelöffel ansetzen, aufkochen, täglich mehrmals Nasenspülungen.

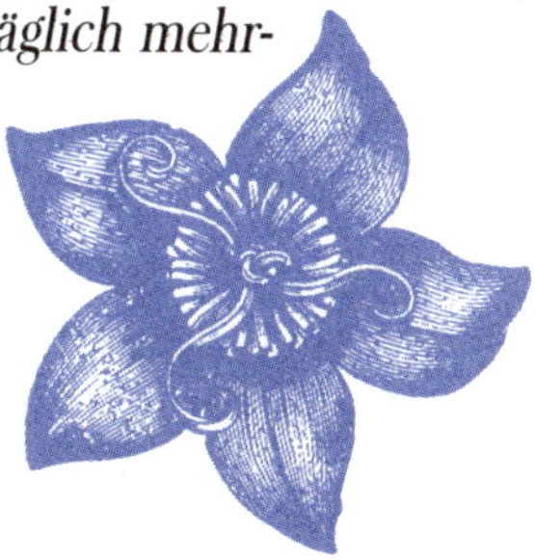

Bei Nasenkatarrh:
25 g Bibernelle
45 g Dotterkraut
45 g Kamille
25 g Salbei

2 Eßl. auf 1/2 l Wasser, tägl. mehrmals gurgeln.

Bei Achselschweiß:
50 g Eichenblätter
50 g Zinnkraut

3 Eßl. auf 1 Liter Wasser, 10 Min. ziehen lassen, tägl. mehrmals die Achselhöhlen damit waschen.

Bei Erschöpfung:
15 g Enzianwurzel
30 g Meisterwurz
25 g Silbermantel
25 g Veilchen

Tägl. 2-3 Tassen trinken, bis Besserung spürbar.

Der Name **März** geht zurück auf Martius, den ersten Monat des altrömischen Kalenders, wo er dem Kriegsgott Mars geweiht war.

Unsere Zweifel sind Verräter,
weil sie uns das Gute verlieren lassen, das
wir oft erringen könnten, hätten wir
den Versuch nicht gefürchtet.

Begonien vermehren

Schneiden Sie Triebspitzenstecklinge oder auch Blattstecklinge. Sie wurzeln fast das ganze Jahr, doch direkt nach der Blüte ist die beste Zeit. Nach vier Monaten blüht die Pflanze bereits.

– Stecklinge ca. 8 cm lang dicht unter dem Blattansatz abschneiden. Sie wurzeln in Wasser oder in Sand-Erde-Torf-Mischung. Hierbei nicht zu naß stellen, sonst bildet sich Fäulnis. Schutz vor Sonne gibt eine Plastikfolie. Sobald Wurzeln gebildet sind, in 11-12 cm große Töpfe setzen. Öfter Triebspitzen abzwicken, damit sie buschig werden. Beim Umtopfen vorsichtig umgehen!

– Braune Blattflecken: Verbrennungen. Pflanze war mit nassen Blättern der Sonne ausgesetzt.

– Weiche, weiße Stellen: Mehltauflecken. Kranke Blätter entfernen. Tritt erneut Mehltau auf, müssen Sie die Pflanze wegwerfen.

– Gelbe und schlaffe Blätter: Pflanze steht zu kühl und zu feucht.

– Blattläuse: Spritzen mit Insektenmittel.

– Spinnmilben (kleine Pünktchen unter den Blättern): Bei schwachem Befall Pflanze isolieren und mit Gegenmittel behandeln. Bei starkem Befall Pflanze wegwerfen.

Der Geist ist eine Stätte für sich.
Aus dem Himmel kann er die Hölle und aus
einer Hölle den Himmel machen.

Alkohol weitet zu enge Schuhe. Ein Schnapsglas voll in den Schuh gießen und hineinschlüpfen. Es wird nichts mehr drücken.

Oberstes Gebot ist Sauberkeit bei allen **Konservierungsverfahren,** um den Keimgehalt so niedrig wie möglich zu halten. Geräte sowie Hilfsmittel immer mit Reinigungsmittel säubern und mit klarem Wasser spülen. Handtücher, Schneidebretter und Tücher sind oft Träger von Keimen. Besonders gefährlich, wenn vorgekochte Lebensmittel infiziert werden.

Man unterscheidet chemisches und physikalisches Konservieren:

Physikalisch	Chemisch
Kühlen	Zuckern und/oder Hitze
Gefrieren	Zucker und Alkohol
Sterilisieren	Essigsäure und Zucker
Pasteurisieren	Milchsäuregärung
Trocknen	Salzen/Pökeln/Räuchern
Einlegen in Öl	Einlegen in Kalkwasser/ Wasserglas

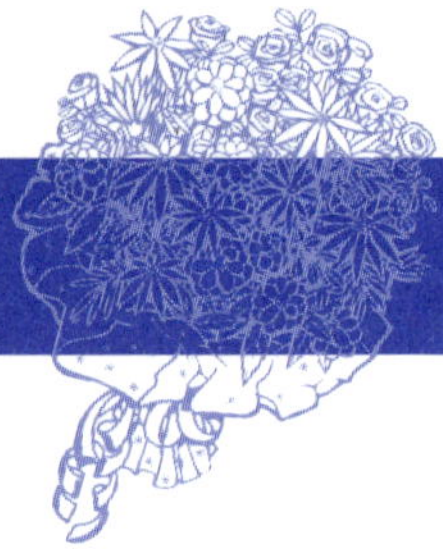

Aspirin im Wasser hält Schnittblumen länger frisch.

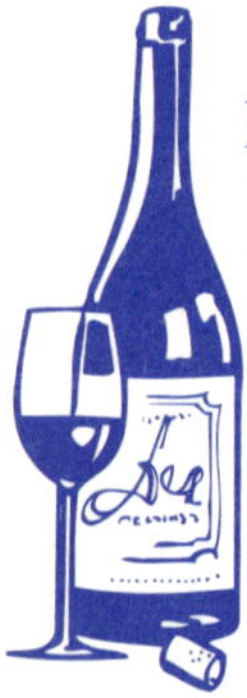

Richtiges Lagern von Weinen

Am besten bei gleichbleibend kühlen Temperaturen von 8 bis 10 °C. Süßweine stehend lagern !

Rotwein und Weißwein nur liegend! (Korken darf nie austrocknen!) Nach einem Transport sollten Weine unbedingt ein paar Tage ruhen.

Kohl ist bekömmlicher, wenn dem Kochwasser einige Kümmelkörner beigegeben werden.

Sie sind müde. Was können Sie tun, wenn Sie in kürzester Zeit Ihren Zustand verändern wollen?

Verändern Sie Ihre Physiologie: Ihre Atmung, Ihre Körperhaltung, Ihre Bewegung, Ihren Gesichtsausdruck usw. Wenn Sie müde werden, tun Sie ganz bestimmte Dinge, um diesen Zustand zu unterstützen: Sie lassen die Schultern hängen, Sie entspannen die Muskeln usw. Sie können aber auch müde werden, indem Sie Ihre innere Vorstellung verändern und damit Ihrem Nervensystem übermitteln, daß Sie müde sind.
Ebenso funktioniert die Umkehrung, wenn Sie Ihre Physiologie in den Zustand bringen, in dem sie ist, wenn Sie sich fit fühlen, so wird das auch Ihre innere Vorstellung und Ihr Gefühl im selben Moment verändern. Wenn Sie sich sagen, daß Sie wach und fit sind und bewußt dazu die entsprechende Physiologie einnehmen, so wird Ihr Körper dem entsprechen.
»Verändern Sie Ihre Physiologie, und Sie verändern Ihren Zustand!«

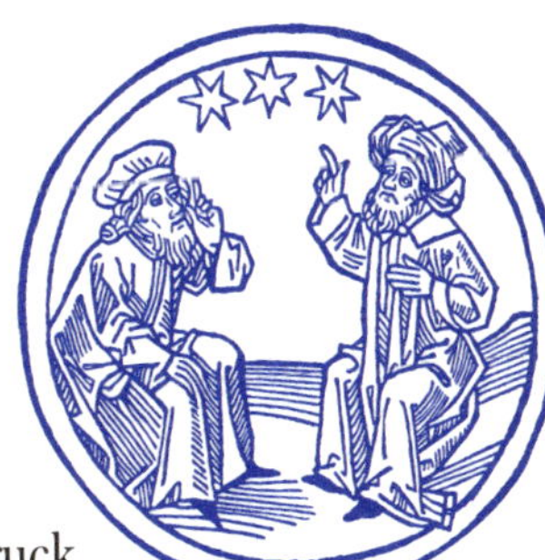

Hoch und Tief

Im Hoch sinken die Luftmassen aus der Höhe langsam ab und pressen die unteren Luftschichten zusammen. Dies können wir mit dem Barometer als erhöhten Luftdruck messen. Diese verdichteten Luftmassen üben nun ebenfalls Druck auf die umgebende Luft aus und schieben diese zur Seite, vom Zentrum des Hochs weg. Vom Hoch wegströmende Luft wird wegen der Erdrotation nach rechts abgelenkt und umströmt so das Hoch im Uhrzeigersinn. Gleichzeitig fließen im Hoch neue, kalte Luftmassen aus der Höhe nach. Während des Absinkens erwärmen sie sich, und die Luft kann mehr Wasserdampf in Gasform aufnehmen. Waren vorher noch Wolken vorhanden, so beginnen sie jetzt, sich aufzulösen und verschwinden vielleicht ganz – die Sonne kann wieder scheinen. Im Tief steigen die Luftmassen auf und kühlen dabei ab. Diese Luft kann nicht mehr so viel Wasserdampf fassen. Zunächst bilden sich feine Tröpfchen, die dann als Wolken sichtbar in der Höhe schweben. Werden diese Tröpfchen zu groß, fällt Regen zur Erde. Ein Tief entsteht oder verstärkt sich, wenn warme und kalte Luftmassen aufeinander treffen. Diese unterschiedlichen Luftmassen vermischen sich aber nicht einfach. Sie beginnen sich zu drehen und strömen in spiralförmiger Bahn zum Zentrum des Tiefs.

Sankt Gregor hell und klar gibt ein gutes Obstjahr.

Oder: Ist zu Georgi das Korn so hoch,
daß sich ein Rabe darin verstecken kann,
dann gibt es ein gutes Getreidejahr.

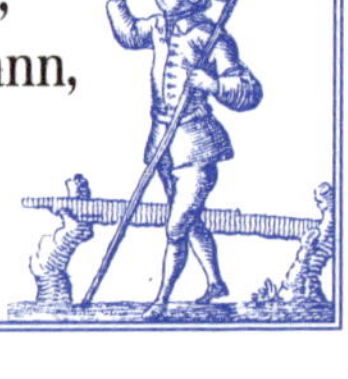

24. April Gregor/Georg

Essen Sie Obst!

Die vollkommenste Nahrung ist Obst. Zur Verdauung von Obst benötigt unser Körper die wenigste Energie, bezieht aber daraus mehr Nährstoffe als aus jeder anderen Nahrung. Traubenzucker ist die einzige Nahrung, die unser Gehirn braucht. Obst enthält größtenteils Fruchtzucker, der leicht in Traubenzucker umgewandelt wird, und zu 90-95% Wasser. Das heißt, Obst reinigt und nährt zugleich. Um die enthaltenen Nährstoffe am wirksamsten aufzunehmen, muß Obst auf leeren Magen verzehrt werden, weil Obst nicht so sehr im Magen als vielmehr im Dünndarm verdaut wird. Innerhalb weniger Minuten gelangt es durch den Magen in den Dünndarm, wo es Zucker abgibt. Ist der Magen mit Stärke, Fleisch oder Kartoffeln angefüllt, so wird es dort festgehalten und fängt an zu gären. Haben Sie schon auf eine kräftige Mahlzeit zum Nachtisch Obst gegessen? Dann haben Sie sicher bemerkt, daß Sie einen unangenehmen Geschmack im Mund hatten und aufstoßen mußten! Obst auf leeren Magen essen!

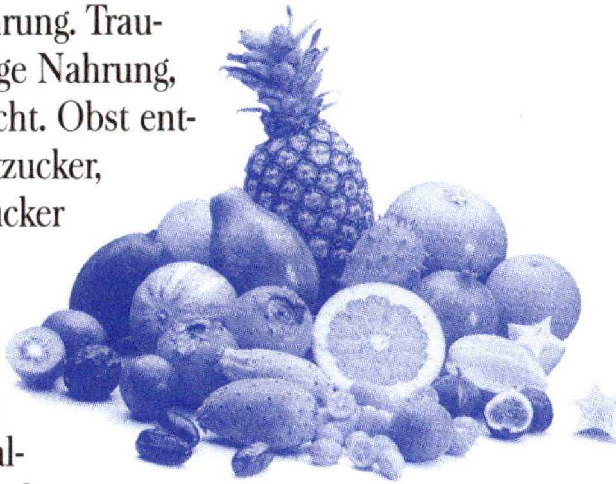

Mein Körper ist mein vertrauter Freund!

Grüne Bohnen

Sie dürfen nur gekocht gegessen werden, weil sie in rohem Zustand ein Gift enthalten. Lassen sich die Bohnen schlecht abziehen, so legt man sie kurz ins kochende Wasser.

Vanillespeisen

Wissen Sie, daß Vanille in Milchspeisen ein Gift entwickelt, wenn man sie lange aufhebt? Dieses Gift ruft Magenkatarrh hervor.

Kerbelkraut-Suppe

Je 100 g Kerbel, Sauerampfer und Petersilie werden klein gewiegt und in Butter gedämpft. Man stäubt mit einem Löffel Mehl, gießt 1/4 l Weißwein und 1/2 l Fleischbrühe dazu, salzt, pfeffert und gibt einen Strich Muskatnuß daran. Die Suppe darf nicht lange kochen, da sonst die Vitamine der Kräuter verloren gehen. Vor dem Anrichten verquirlt man zwei Eidotter mit süßer Sahne, rührt diese Masse in die Suppe und gießt sie über geröstete Weißbrotschnitten.

Gewitter

Feuchte, warme Luftmassen bringen oft Gewitter hervor, wenn sie aufsteigen. An heißen Sommertagen steigt die feuchte, schwüle Luft in höhere und kalte Regionen der Atmosphäre. Es kondensiert Wasserdampf und bildet weiße schöne Quellwolken, die Kumulusnimbus oder Kumulus. Dies sind die typischen Gewitterwolken für ein Wärmegewitter. In 6 km Höhe oder mehr, wo auch in der Wolke die Temperatur unter 0 °C liegt, gefrieren die Wassertröpfchen. Diese Eisteilchen, die durch die feuchte Luft fallen, wachsen rasch an zu Hagelkörnern. Die Hagelkörner werden um so größer, je höher die Gewitterwolke. Kleine Körner schmelzen schon ehe sie den Boden berühren und ergeben Schauer mit sehr großen Tropfen. In einer halben Stunde kann es so viel regnen, wie sonst im ganzen Monat.

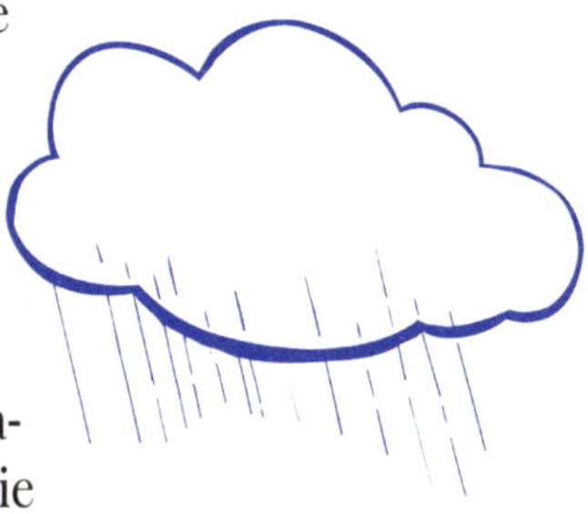

In Gewitterwolken erzeugen auf- und absteigende Luftmassen starke Turbulenzen. Dabei trennen sich positive und negative Ladungen voneinander.

Die fallenden Eisteilchen nehmen eine negative Ladung auf, während positive Ladung von der hochschießenden Luft mitgenommen wird.
Meist ist im oberen und unteren Teil der Wolke die positive Ladung, während der mittlere Wolkenteil und der Erdboden negativ geladen sind. Bei einem Blitz zwischen dem unteren Wolkenteil und dem Erdboden wandert die negative elektrische Ladung

vom Boden zur Wolke. Der Blitz geht also vom Boden zur Wolke!

Möglich sind auch Blitze von Wolke zu Wolke oder innerhalb einer Wolke.

Nasser April – trockener Juni.
Trockener Juni – nasser Sommer.

Kürbismarmelade mit Äpfeln

2500 g Kürbis – 750 g Äpfel – 1/4 l Weinessig – 500 g Zucker – 1/8 l Wasser

Kürbisstücke mit der Hälfte des Essigs und mit dem Wasser übergießen und einen Tag ziehen lassen. Die geschälten, in Stücke geschnittenen Äpfel mit wenig Wasser weich kochen und passieren. Kürbisstücke mit dem Essigwasser kochen und passieren. Den übrigen Essig mit dem Zucker spinnen, beide Fruchtbreie dazurühren und bis zu einer sülzigen Masse kochen.

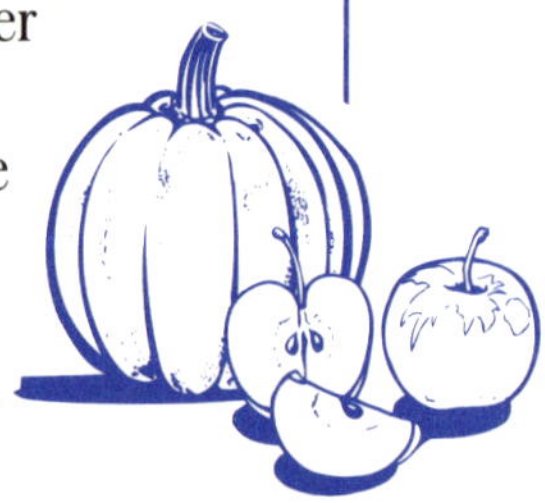

Milch
wird oft benutzt, um Flecken einzuweichen. Die Wirkung von saurer Milch auf Obstflecken ist

meist verblüffend. Frische Milch eignet sich für die Fleckentfernung am besten.

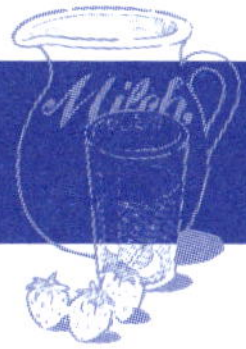

Brotwasser

125 g Schwarzbrot - 1 Eßl. Cognac - etwas Salz - 1 l Wasser - 2 Eßl. Zitronensaft - 20 g Zucker

Brot rösten und mit kochendem Wasser überbrühen. Durchseihen und mit den übrigen Zutaten vermischen. Kalt stellen. Kräftigend!

Löwenzahnhonig

2 gehäufte Tassen Löwenzahnblüten - 1 Orange - 1500 g Rohrzucker - 1 l Wasser - 1 unbehandelte Zitrone

Löwenzahnblüten mit Wasser kurz aufkochen, Rohrzucker und die in Scheiben geschnittene Zitrone und Orange zufügen und mit geringer Hitze etwa auf Honigdicke einkochen.

1. Mai

Der 1. Mai wird als »Tag der Arbeit« gefeiert. Aber auch der alte Brauch des Maibaumaufstellens ist bis heute lebendig geblieben. Dieser Brauch geht zurück bis ins 13. Jahrhundert. Der Maibaum wird meist auf

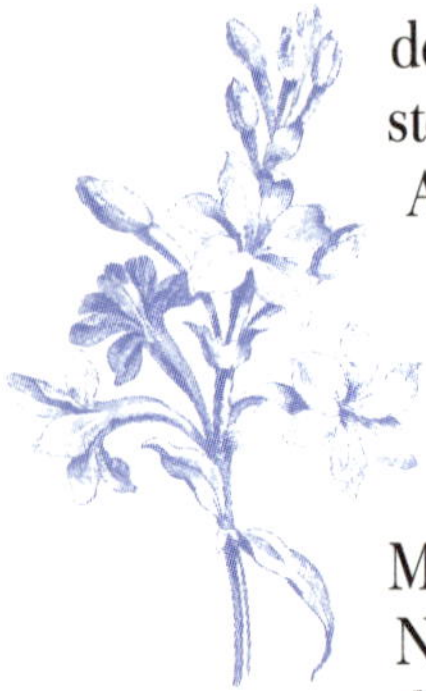

dem Marktplatz oder im Dorfzentrum aufgestellt. Er wird mit Bändern, Wappen und Abzeichen bunt geschmückt und ist Anziehungspunkt und Anlaß zu feiern für alle Dorfbewohner. Der Tanz um den Maibaum wurde zum Sinnbild des Frühlings. Tag und Nacht muß der Maibaum bewacht werden, da schändliche Nachbargemeinden sich immer wieder erdreisten, dieses wertvolle Stück zu stehlen. Sollte dies tatsächlich geschehen, so muß der Maibaum ausgelöst werden, z. B. mit einem Faß Bier usw. Werden die Diebe allerdings auf frischer Tat ertappt, dann setzt es eine (meist freundschaftliche) Tracht Prügel.

Schwimmen eignet sich hervorragend, um Herz und Kreislauf in Schwung zu bringen, den Körper beweglich zu erhalten. Weit ausgreifende Schwimmbewegungen wirken wie eine Massage auf die Muskulatur und bewirken somit eine Bindegewebsentschlackung. Menschen mit Herz- und Kreislaufbeschwerden sollten sich aber nicht überanstrengen und langsam ins Wasser gehen.

Tu was du kannst,
mit dem was du hast,
wo immer du bist.

Kühlen und Gefrieren

Kühlen und Tiefkühlen: Haltbarkeit wird verlängert, indem die Temperatur in den Lebensmitteln bis oberhalb des Gefrierpunktes gesenkt wird:
Kühlen 4-15 °C »Kühlzone – Kellerzone«
Tiefkühlen nahe 0 °C »Frischlager-Zone«
Gefrieren, Tiefgefrieren: Lebensmittel werden dadurch langfristig haltbar, daß die Temperatur unterhalb des Gefrierpunktes gesenkt wird und anschließend diese Lebensmittel bei mindestens -18 °C gelagert werden. Die Temperaturbereiche beim Gefrieren sind nicht genau festgelegt. Tiefgefrieren erfolgt nach vorgegebenen Richtlinien:
Einfrieren bei Temperaturen unter -20 °C und lagern bei mindestens -1 8°C im »Gefrierraum«.

Sterilisieren und Pasteurisieren

Beim Haltbarmachen durch Hitze wird unterschieden zwischen Sterilisieren und Pasteurisieren. Im allgemeinen versteht man darunter Einmachen, Einkochen und Einwecken.

Das Ziel dieser Verfahren ist es, durch das Erhitzen die Mikroorganismen abzutöten oder sie in ihrer Entwicklung zu hemmen.

- Lebensmitteleigene Enzyme zu zerstören oder wirkungslos zu machen;
- durch einen luftdichten Verschluß der Gefäße den Inhalt keimfrei zu halten.

Trocknen

Eines der ältesten Verfahren der Lebensmittelerhaltung. Das Prinzip besteht darin, den Wassergehalt der Lebensmittel unter 14% zu senken.

Frühlingskräuterkur

Aus Freude am neuen Grün der Natur und sicherlich auch aus dem Wissen über die richtige Ernährung kam bereits in frühesten Zeiten alles was sproßt und grünt auf den Tisch, um den Gaumen zu beleben. Denn gerade früher war man im Winter nicht verwöhnt mit Gemüse und Grünzeug, und so stellt man die heilsamen und würzigen Kräuter jetzt obenan auf dem Speiseplan. Obwohl die Menschen durch das Fehlen der Massenmedien noch nichts gehört hatten von Heilfasten, Vitaminen, Spurenelementen und dergleichen, hatten sie rein gefühlsmäßig ihren Körper mit den Pflanzen des Frühlings innerlich gereinigt, genauso wie wir es heute ganz bewußt machen. Um den Körper von den Schlacken zu reinigen, die sich im Winter angesammelt haben, empfiehlt sich im März eine Kräuterkur, denn jetzt spricht man den Kräutern und Tees eine besonders heilende Wirkung zu.

Die **Brennessel** ist gut für Tees oder für Brennesselspinat.

Der **Löwenzahn** wird besonders gern in Italien als Salat verwendet und ist auch bei uns immer mehr auf dem Vormarsch, nicht nur als Hasenfutter. In

Island gräbt man seine Wurzeln aus und brät sie in Butter.
Die **Schafgarbe**, das sogenannte Josefskraut, ist zunächst nur Würzkraut. Es heißt aber auch mancherorts Bauchwehkraut und hat eine heilende Funktion bei Durchfall.
Der **Huflattich** ist frisch ein feines Suppenkraut und getrocknet ein bewährter Tee gegen Erkältungen.
Die **Brunnenkresse** ist eine köstlich-rassige Würzzutat in Salaten und Suppen, gehackt auf Butterbrot und zu blaugekochten Fischen bildet sie einen interessanten Kontrast.
Das **Kerbelkraut** oder kurz Kerbel genannt, macht Suppen, Soßen, Salate und belegte Brote füllig im Geschmack.
Der **Ehrenpreis** ist seit altersher als Jungbrunnen bekannt, da er das Blut reinigt und den Kreislauf unterstützt. Daher auch der Spruch: »Willst werden du ein Greis, nimm einfach Ehrenpreis!«

Sterilisieren im Backofen

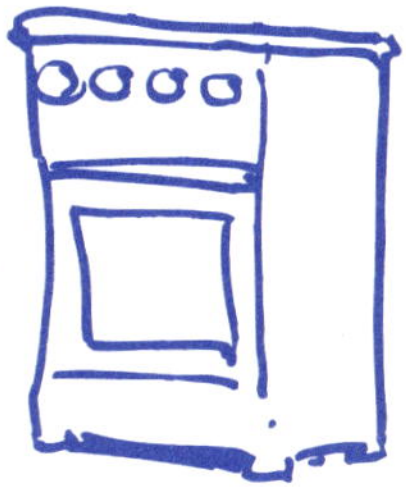

kann man sowohl mit der herkömmlichen Unter- und Oberhitze als auch im Heißluftherd. Vorsicht bei dieser Methode wegen des möglichen Überkochens der verschlossenen Gläser. Glasränder verkleben dabei mit dem Gummi. Ein Vakuum ist dann nicht mehr haltbar. Für Gemüse und Obst ist dieses Verfahren gut geeignet. Weniger für Fleisch-

und Wurstwaren, weil während der langen Sterilisierzeit die Dichtungsgummis in der trockenen Hitze zerstört werden.

Tip: Gleich große Gläser miteinander sterilisieren – Gläser im Heißluftherd in die Fettpfanne des Backofens auf Lücke stellen und so anordnen, daß die Luftaustrittsöffnungen des Backofens nicht verstellt werden. 5-6 Gläser gleichzeitig.

Gründonnerstag

Die überlieferte »Ölbergwache« wird teilweise heute noch in ländlichen Gemeinden gehalten. Junge Leute verbringen auf einer nahegelegenen Anhöhe eine Nacht betend zur Erinnerung an Jesu auf dem Berg Gethsemane, an den Verrat durch Judas und die darauffolgende Gefangennahme. Es sollte »Grünes« gegessen werden.

Abführtee

25 g Brennesselblätter – 30 g Faulbaumrinde –
25 g Löwenzahnwurzel oder:
35 g Sennesblätter – 25 g Süßholz –
25 g Fenchel – 25g Anis

Morgens und abends davon eine Tasse trinken.

Ostern

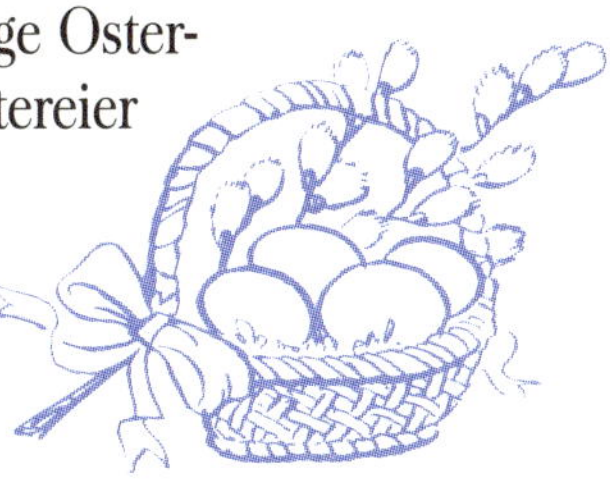

Christen feiern die Auferstehung Jesu Christi. Zu diesem Fest verteilen fleißige Osterhasen kunterbunt bemalte Ostereier an brave Kinder.

Speziell dem roten Osterei wurde früher zugeschrieben, daß es mit dem Blut Christi gefärbt sei. Auch ein gebackenes Osterlamm darf nicht fehlen. Es steht symbolisch für das Opferlamm Christus.

Brot weiches, entfernt, ohne Flecken zu hinterlassen, Ruß und Staub von Samt und Seide.

Butter ist relativ leicht zu entfernen, darum wird sie auf hartnäckige Fett- und Teerflecken gestrichen, um sie aufzuweichen. Ersatz: Sesamöl.

Buttermilch oder saure Milch: Einweichen bei Obst- und Farbflecken. Mit kaltem oder lauwarmem und danach mit heißem Wasser ausspülen.

Essigherstellung mit Fallobst

Kleingeschnittene Obststücke in Glas (kein Metall) geben, mit heißem Wasser überbrühen und Obst gären lassen. Nach dem Gären Saft durch ein Tuch pressen.

Lostage (wetterentscheidende Tage)

März:

10. März – 40 Märtyrer
»Wie das Wetter auf 40 Märtyrer fällt, es sich noch 40 Tage hält.«

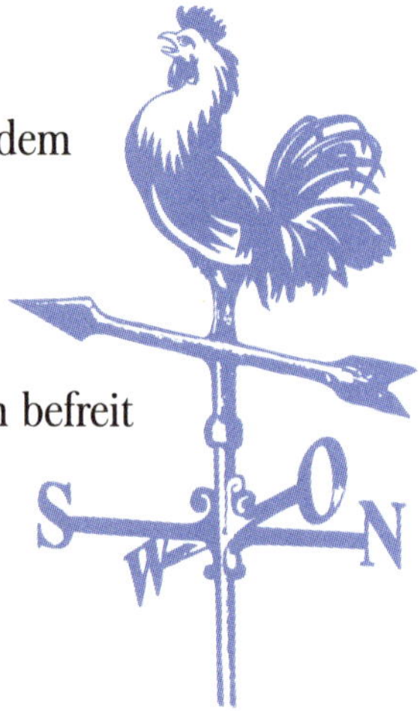

17. März – Gertrud
»Sonniger Gertrudentag – Freud` dem Bauern bringen mag.«

19. März – Josef

25. März – Mariä Verkündigung
»Ein schöner Verkündigungsmorgen befreit den Landmann von vielen Sorgen.«
Auch: »Um Mariä Verkündigung klar, ist Segen für das ganze Jahr.«

27. März – Rupert
»Wie der Ruperti, so der Juni.«

April:

1. April – Hugo
»Am Hugotag darf man keine Gerste säen.«
Auch: »Reben nie am Hugotag schneiden.«

2. April – Rosamunde
»Bringt Rosamund Sturm und Wind, ist Sibylla (29. 4.) uns gelind.«

10. April – Ezechiel

23. April – St. Georg (Jörg)

»Auf St. Georgs Güte stehen alle Bäum in Blüte.«
Auch: »Wenn's am Jörgtag regnet, gibt's keine Birnen.«

28. April - Vital
»Friert's am Tag von St. Vital, friert es wohl noch fünfzehn Mal.«

Mai:

1. Mai - Maifeiertag
»Regen auf Walpurgisnacht (30. 4.) hat stets ein gutes Jahr gebracht.«

3. Mai - Kreuzauffindung
»Wenn es am heiligen Kreuztag regnet, bleiben die Nüsse leer.«

4. Mai - St. Florian
»Der Florian, der Florian, noch einen Schneehut setzen kann.«

12. - 14. Mai - Pankratius (Eisheilige)
»Pankraz und Servaz sind zwci böse Brüder, was der Frühling hat gebracht, zerstören sie wieder.«

Mit Liebe im Herzen
begrüße ich den heutigen Tag. Liebe ist
der Schlüssel zur Zufriedenheit.
Die unsichtbare Macht der Liebe ist die
einzige Kraft, die fähig ist, die Herzen der
Menschen zu öffnen.

Schwarzer Holunder

Anpflanzen im Naturgarten: Zur Blütezeit ist ein Holunderstrauch eine Zierde für Wildsträucherhecken. Er läßt sich bei genügend Platz leicht im Garten kultivieren.
Heilwirkung und Anwendung: Als Gurgelwasser bei Mandel- und Rachenentzündung zu nutzen.

Holunderblüten und -früchte in der Küche

Holunderblüten in Bierteig eingetaucht können in Öl zu Küchle ausgebacken werden. Gut geeignet zur Herstellung erfrischender Getränke. Saft, Wein und Marmelade lassen sich aus den Holunderbeeren zubereiten.

Holunderblütentee

»2 Teel. Holunderblüten mit 1 Tasse kochendem Wasser übergießen und 10 Min. ziehen lassen. Abseihen. Zum Schwitzen mehrmals täglich zwei Tassen frisch zubereiteten Tee sehr heiß trinken.«

Florian – 4. Mai

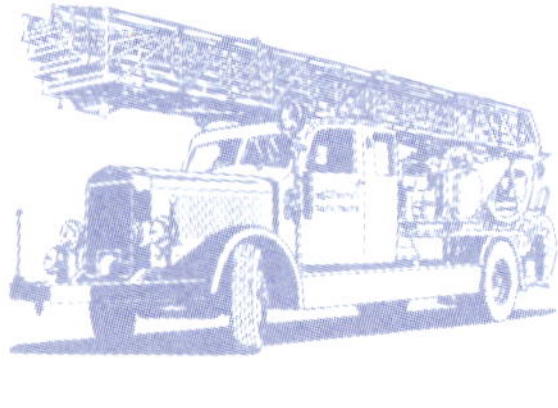

Der heilige Florian ist der Schutzpatron der Feuerwehrleute. An diesem Tag finden vielerorts Fahrzeug-, Geräte- und Gebäudeweihen statt.

Scherzhafter Spruch unter Feuerwehrleuten:
»Heiliger Florian, verschon' mein Haus – zünd' andre an!«

Konservieren durch Heißeinfüllen

Das Heißeinfüllen ist eine arbeitssparende Konservierungsmethode, die für Beeren-, Stein-, Kernobstkompott, für Fruchtsäfte, -mark und -mus sowie für Rhabarber und Tomatenprodukte sehr gut geeignet ist. Für die Fleisch- und Gemüsekonservierung ist sie zu unsicher.

Sahne wird ergiebiger und bekömmlicher und ist nicht so fett durch Untermischen von Eiweiß vor dem Schlagen. Ein Eiweiß für einen halben Liter Sahne.

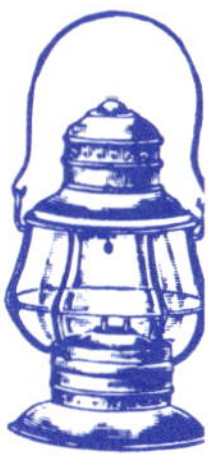

Ich bin bereit,
in jedem Menschen
etwas Gutes zu sehen.

Bei **aufsteigendem Mond** (auch Erntezeit) richtet sich der Saftumlauf nach oben, regt das Wachstum der oberen Pflanzenteile an. Der Mond ist aufsteigend, solange er vor den Sternbildern Schütze, Steinbock, Wassermann, Fische, Widder, Stier herzieht.

Bei **absteigendem Mond** (auch Pflanzzeit) richtet sich der Saftumlauf nach unten, regt das Wurzelwachstum an. Der Mond ist absteigend, solange er vor den Sternzeichen Zwillinge, Krebs, Löwe, Jungfrau, Waage, Skorpion herzieht.

»Futterlaub soll bei abnehmendem Mond gewonnen werden, sonst beginnt es rasch zu faulen.«

»Im wachsenden Mond Rosmarin und Majoran säen.«

»Melonen, die im »Meyen gestupfft«, bei abnehmendem Mond, geraten oftmals besser.«

»Denke daran, bei wachsendem Mond die Früchte zu pflücken. Denn wenn er abnimmt, so wird alles faul, was du abgepflückt haben wirst.«

Nicht was von außen in ihn hineinkommt verschmutzt den Menschen, sondern was von innen aus ihm herauskommt.

Pfingsten

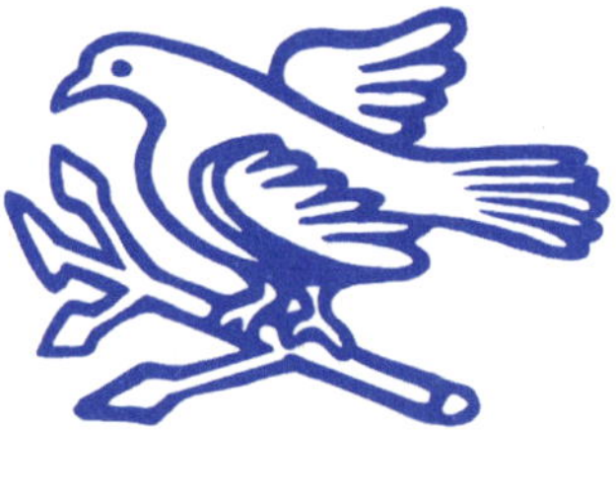

An Pfingsten werden die Altäre in den Kirchen besonders reich geschmückt. Ebenso findet man an Hauseingängen und Fenstern frische Birkenzweige.

Wer am Pfingstsonntag als letzter aufsteht, muß es sich gefallen lassen, als »Pfingstesel« verspottet zu werden.

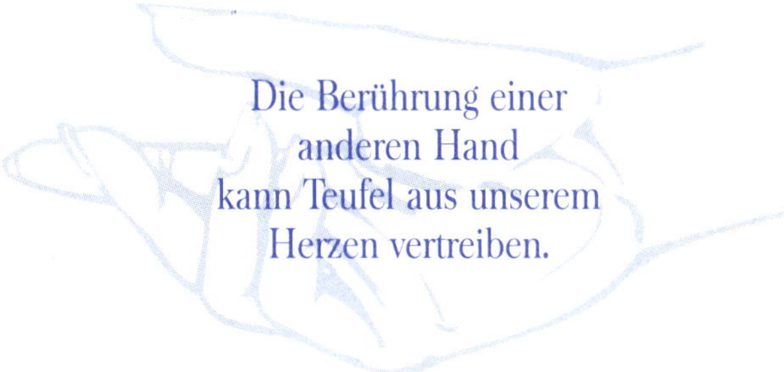

Die Berührung einer
anderen Hand
kann Teufel aus unserem
Herzen vertreiben.

Erkrankungen im Kopfbereich

50 g Blutwurz – 25 g Brennessel – 35 g Eichenrinde – 40 g Schafgabe
1 Eßlöffel auf 1/4 l Wasser. Watte mit diesem Sud befeuchten und in die Nasenlöcher stecken.

Geschmackstraining

Viele Menschen ernähren sich unnatürlich, mit zu viel Zucker- und Salzanteil oder übertriebenem Genußmittelkonsum. Dadurch haben sich Geschmack und Eßgewohnheiten krankhaft verändert. Um dies rückgängig zu machen, dabei auch Körper und Darm zu entschlacken, empfiehlt es sich mit einer Darmreinigung zu beginnen. Nach der Darmreinigung kann man sich seinen natürlichen Geschmack wieder antrainieren, und zwar durch möglichst natürliche Ernährung mit viel Obst und Gemüse und durch einen deutlich geringeren Salzanteil. In der Küche sollten Sie Garverfahren anwenden, die Aroma und Nährstoffe schonen. Würzen mit Aromapflanzen.

Fronleichnam

Am Sonntag nach Pfingsten feiern die evangelischen Christen das Fest »Trinitas«, die Katholiken am darauffolgenden Donnerstag das Fronleichnamsfest. Aus diesem Anlaß finden Prozessionen durch blumengeschmückte Straßen und Altäre, Bitt- und Flurgänge statt.

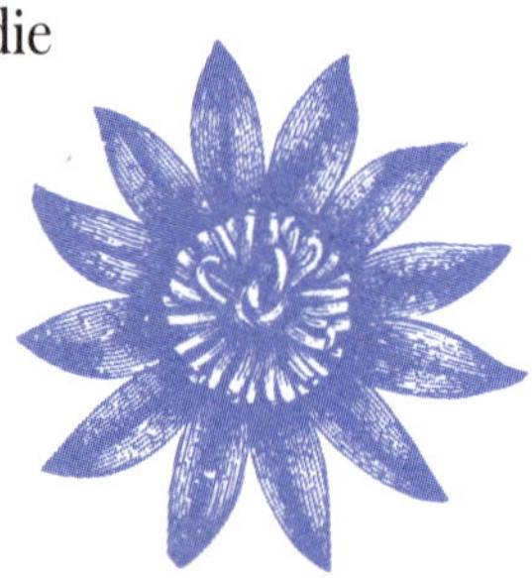

Abendtau und kühl im Mai, bringt Wein und Heu.

Rosmarin - Basilikum - Öl

1 Zweig Basilikum - 1 Zweig Rosmarin - 3/4 l kalt gepreßtes Öl - 3 Knoblauchzehen - 1/2 Teel. Pfefferkörner

Gewürze in Öl ansetzen und zwei bis drei Wochen ziehen lassen.

Gurken in Essigzucker

1 kg Gurken - 1/4 l Essig - 3-4 Gewürznelken, etwas Ingwer - 1/4 l Wasser - 300 g Zucker - Zimt

Schlangengurken schälen, entkernen und in Würfel schneiden. In eine Schüssel mit Wasser und Essig geben und 24 Std. ziehen lassen. Zucker mit Gewürz in abgeseihtem Essigwasser (nur so viel, wie der Zucker braucht) zum Kochen bringen, die Gurken zufügen und kochen, bis sie glasig sind.

Vor Johannis bet` um Regen, nachher kommt er ungelegen.

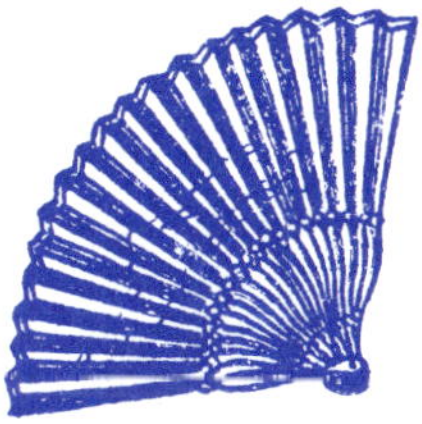

Suche nicht nach Fehlern,
suche nach Lösungen.

Frost ist ein billiges, wirksames Bleichmittel. Robuste Leinen- und Baumwollstoffe im Freien an kalten Wintertagen aufhängen, bis sie steif gefroren sind; im Haus auftauen und trocknen lassen.

Gedächtnisstörung

25 g Benediktenwurzel – 15 g Betonie – 35 g Melisse – 15 g Mistel – 15 Päonienwurzel

In 1,5 l Weißwein ansetzen, ca. 14 Tage ziehen lassen, auspressen und 5-6 mal täglich 1 Eßlöffel voll einnehmen.

»Ich will nicht« macht mich zum Meister meines Lebens; »Ich kann nicht« zum Opfer äußerer Umstände. Wenn ich sage: »Ich kann« werden alle meine Energien und die des Universums mich unterstützen, und ich werde mein Ziel erreichen. Ich habe die freie Wahl und entscheide mich für: »Ich kann«.

Pilze in Öl

Kleine, kernige Steinpilze – Lorbeer – Gewürznelken – Senfkörner – Pfefferkörner – Salz – weißer Essig – Olivenöl

Pilze putzen (nicht waschen). Essigmenge, so daß die Pilze bedeckt wären (aber noch nicht zugeben) zum Kochen bringen, dann Pilze hinzugeben. 10 Min. kochen lassen, abseihen, auf sauberes Tuch legen und antrocknen lassen. In Gläser füllen, Gewürze hinzufügen und mit Öl übergießen. Pilze müssen mit Öl völlig bedeckt sein. Nach 1-2 Tagen kontrollieren und bei Bedarf Öl nachgießen.

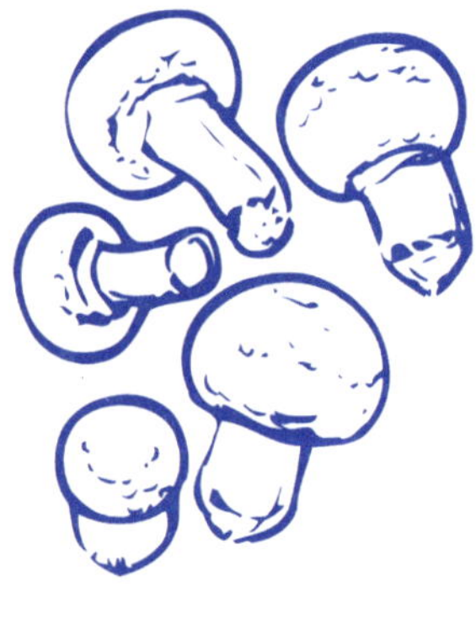

Angebrannte Töpfe sind schwer sauber zu bekommen. Manchmal genügt es allerdings schon, den Topf sofort mit starkem Salzwasser zu kochen und dann zu reinigen.

Stark angebrannte Töpfe über Nacht in starker Sodalösung aufweichen und dann die Flüssigkeit eine halbe Stunde lang kochen.

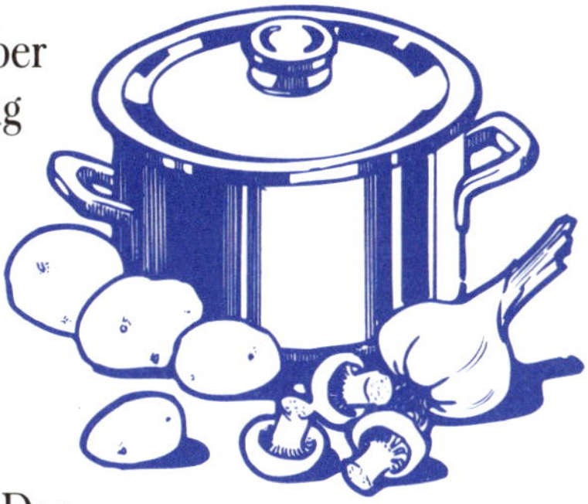

Kartoffeln werden im Wasser ohne Salz gekocht. Das Kochwasser ist dann als Fleckputzmittel für Wolle und Seide geeignet (auch als Silberputzmittel). Rohe Kartoffeln helfen bei Jodflecken.

Knauer (100jähr. Kalender) weist immer wieder darauf hin, daß eine zu frühe Trockenheit und Wärme, ebenso wie ein zu rasches Wachstum sich keineswegs positiv auf den Erntesegen auswirken. Die Johannisnacht (24. Juni) wurde früher als »Sommerweihnacht« angesehen, als großsen Wendepunkt der Zeiten. Man sagte: Jetzt, da die Tage wieder kürzer werden, sollte in der Natur das Wachstum abgeschlossen sein und das Reifen beginnen.

Geriebener Meerrettich mit Honig

Meerrettich und Honig zu gleichen Teilen täglich einen Kaffeelöffel voll eingenommen hilft bei hartnäckigem Husten. Brombeerblättertee kann zusätzlich zur Unterstützung verabreicht werden.

Quendeltinktur bei Rheuma und Lähmungen – 8-10 Tage den Alpenthymian in 70%igem Weingeist an der Sonne ziehen lassen. Einreiben.

Pflanzen, gut zum Trocknen geeignet

Pflanzen aus Feld, Wald und Wiese:

Hagebutte (die Frucht), Heidekraut (getrocknete kleine Zweige mit Blüten), Moos (getrocknete ganze Platten), Pfaffenhütchen (trockene Samenkapseln), Rohrkolben (unreife Kolben), Strohblumen (getrocknete Blüte), Wollgras (Samen), Zittergras (getrocknete Blütenähre)

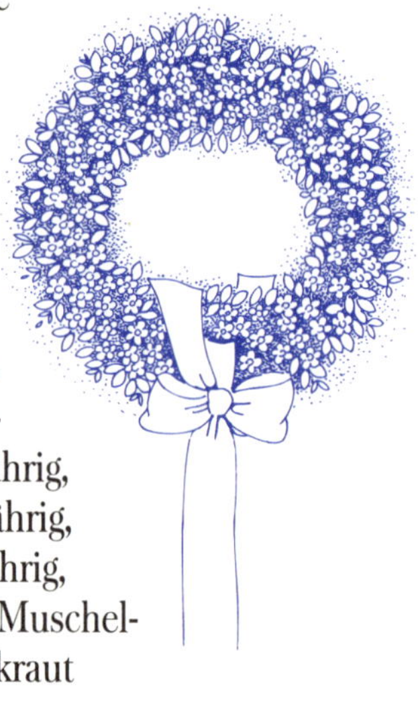

Gartenblumen:

Dill (einjährig, Schirm), Edelweiß (mehrjährig, Blüte), Garbe (mehrjährig, Blüte), Immortellen (einjährig, Blüte), Judas – Silberling (mehrjährig, Fruchtstand), Meerlavendel (einjährig, Blüte), Mohn (einjährig, Kapsel), Muschelblume (einjährig, Blüte), Schleierkraut (mehrjährig, Blüte)

Gräser:

Doldenähre (einjährig), Fuchsschwanz (mehrjährig), Hafer (einjährig), Hirse (mehrjährig), Morgenstern (mehrjährig), Rispengras (einjährig), Schilf (mehrjährig), Zittergras (mehrjährig)

Pfefferminze - Mentha x piperita

auch Edelminze, Gartenminze, Katzenkraut und Mutterkraut genannt gehört sie zu den Lippenblütengewächsen. Sie eignet sich sehr gut zur Anpflanzung im Garten oder auf dem Balkon im Container. Die Pflanze vermehrt sich durch Wurzelstecklinge. Man pflanzt dazu im Frühling etwa 10 cm lange Wurzelstücke in ca. 5 cm Tiefe in den Boden. Ansonsten braucht sie keine besondere Pflege.

Zu beachten: Nach 2-3 Jahren sollten die Pflanzen umgesetzt werden. V o r der Blüte erfolgt die Haupternte, ein zweiter Schnitt ist Ende August möglich. Die Pfefferminze enthält ätherische Öle, Flavonoide, Triterpene und Gerbstoffe. Sie wirkt desinfizierend, choleretisch, karminativ, spasmolytisch und antiemetisch. Bei Übelkeit und Erbrechen, als auch bei abnormen Gärungsprozessen im Magen findet sie Anwendung. Heilend wirkt sie auch bei Darm-, Magen- und Gallenbeschwerden.

Pfefferminz-Tee

1 Eßlöffel Pfefferminze mit 1 Tasse kochendheißem Wasser übergießen und 5-10 Minuten ziehen lassen. Abseihen. Täglich 3-4mal 1 Tasse frischen Tee zwischen den Mahlzeiten trinken.

Als Gewürz

Verfeinern Sie zur Abwechslung Suppen, Saucen, Salate und Eintöpfe kurz vor dem Servieren mit feingehackter Pfefferminze. Sparsam verwenden, da die Würzkraft sehr stark ist.

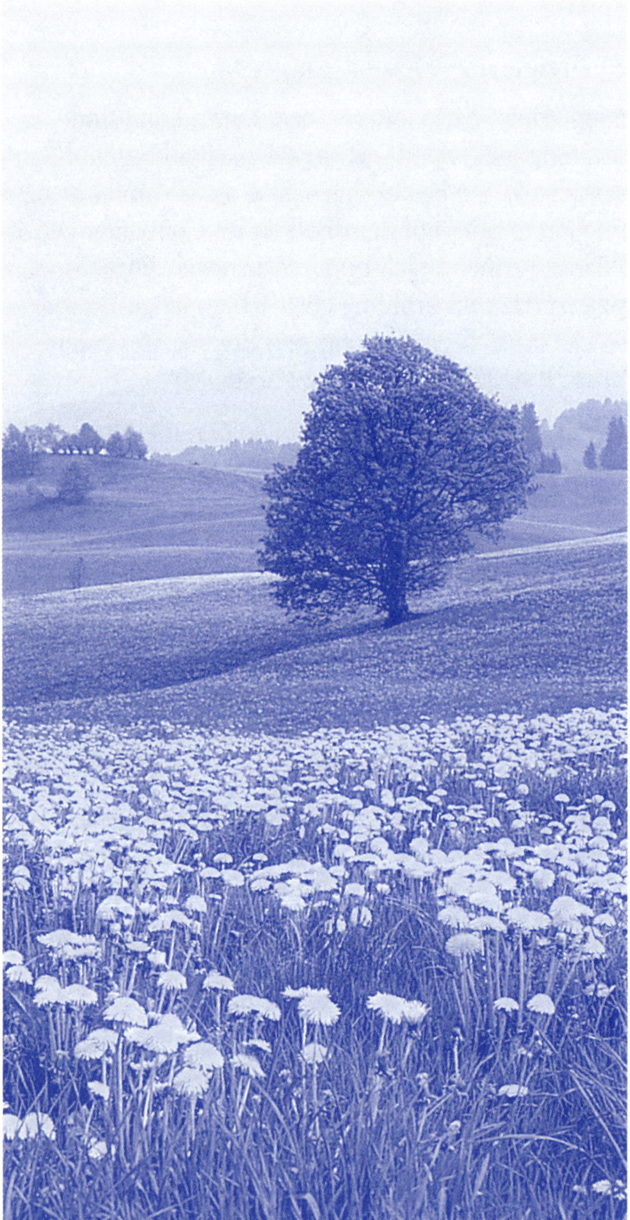

Im Sommer

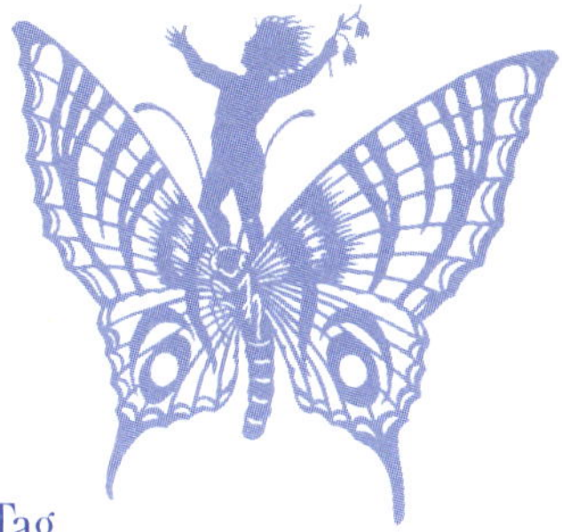

Wunder können jeden Tag
geschehen, man muß nur bereit sein,
sie zuzulassen.

Gesund Leben

Es ist müßig über gesunde Lebensführung zu diskutieren, denn wer läßt sich schon etwas vorschreiben. Jeder weiß, daß fettes Essen, Rauchen, zu wenig Bewegung usw. der Gesundheit schaden. Ebenso weiß jeder, wie er die Gesundheit erhalten könnte- und trotzdem halten sich die Wenigsten daran. Nicht das Wissen, sondern die innere Einstellung zu diesem Thema machen den Unterschied, ob sich eine gesunde Lebensführung auch wirklich günstig auf die Gesundheit auswirkt oder nicht. Die besten Kuren und Diäten nutzen auf Dauer wenig, wenn man von der inneren Einstellung her nicht wirklich abnehmen oder etwas bewirken will.
»Niemand kann jemand von irgend etwas überzeugen, wenn er nicht selbst felsenfest von der Sache überzeugt ist. Und unser schärfster Kritiker ist unser Körper.«

Gesundheit ist vor allem eine innere Einstellung zur körperlichen Verfassung und kein Zustand.

In unserer industrialisierten Gesellschaft besitzt das Lebensgefühl als solches kaum mehr die Achtung, die ihm zusteht. Bei unseren Ahnen galt jemand dann als gesund, wenn er im Ganzen gesehen sich wohl fühlte, d. h. wenn er fähig war zu arbeiten, zu lieben und zu genießen. Dabei galt es ebenso als normal, wenn ab und zu ein paar Störungen auftraten, denn einen 100%ig Gesunden kann es nicht geben.

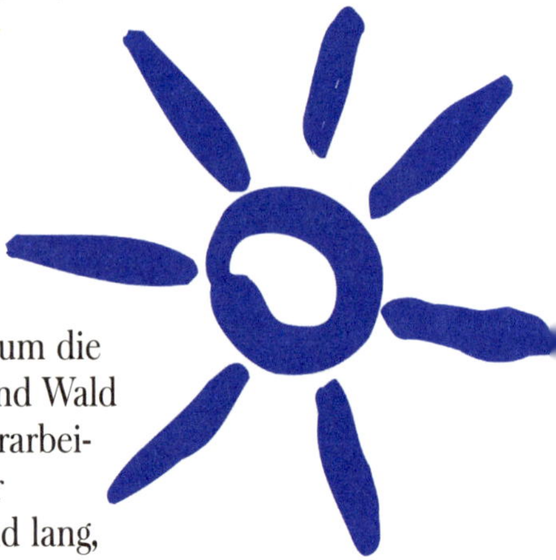

Früher stand Sommer für Ernte, Fülle und Vorrat. Rundum wurde in den Küchen gewerkt, um die Fülle, die Garten, Feld und Wald jetzt zu bieten hatten, verarbeiten zu können, denn der Winter war hart, karg und lang, und man hatte nicht die Möglichkeit im Supermarkt um die Ecke frische Ware zu kaufen. Also mußte aus allem etwas Gutes gemacht werden. So gab es extra einen Mustopf, in dem Marmelade, Gelee und frisches Obstmus zubereitet wurde, das sich gut über den Winter aufbewahren ließ.

In hoher Achtung stand der **Holler**, der ein wahrer Zauberstrauch, eine Hausapotheke und obendrein

ein Lieferant für allerlei Leckereien ist. Zuerst sind es die Blüten, die den Honig liefern, außerdem lassen sich aus den breiten Blütendolden neben einem besonderen Raumschmuck auch wunderbare Mehlspeisen und prickelnder Hollersekt herstellen.

Die getrockneten Blüten als Tee zubereitet, lindern Erkältungen, Husten und Gicht. Frisch verwendet legt man die Blätter auf zahnwehgeplagte Backen oder zerriebene Blätter auf Schnittwunden, die dadurch schneller heilen. Ein Pulver aus zerriebenen Hollerblättern schützt Holzmöbel, die man damit einreibt, vor Wurmbefall.

Und zu guter Letzt die Beere, die getrocknet gegen Bauchschmerzen wirkt und frisch gekocht ein herrliches Mus gibt, das in Gläser abgefüllt lange hält und gesund ist, da es wassertreibend ist und Nierenleiden vorbeugt. Sie sehen also, der Hollerstrauch wurde zu Recht als Zauber- oder Wunderstrauch verehrt.

Hollerküchel

Etwa 125 g Mehl, 1/4 l Milch, etwas heiße Butter, 3 Eier, eine Prise Salz und ein Päckchen Vanillezucker werden zu einem glatten Teig verschlagen, der dicklich rinnen muß. Man taucht eine gut gereinigte Hollerdolde in den Teig und dann sofort in heißes Schmalz und bäckt sie in der Pfanne goldbraun. Zuletzt bestreut man sie mit Zucker oder Zimt-Zucker.

Hollersekt

6 Zitronen in Scheiben schneiden und 6 Hollerdolden von den Stielen befreien. Dann gibt man 6 l Wasser, 1 kg Zucker und 1/4 l Essig darüber und rührt um, damit sich der Zucker löst. Am nächsten Tag gießt man die Flüssigkeit durch ein Haarsieb ab und füllt sie in Sektflaschen. Man korkt diese gut zu und bindet die Korken fest, da der Sekt sehr stark treibt. Die Flaschen müssen stehend aufbewahrt werden, da eine heftige Kohlensäure-Entwicklung eintritt. Hollersekt muß kühl gelagert und kalt getrunken werden.

Kreislaufschwäche

entsteht als Folge von körperlicher oder seelischer Überlastung, Infektionskrankheiten, Mangel an Schlaf, auch durch hohen Nikotin- oder Medikamentenkonsum. Der normale Kreislauf ist gestört, und der Blutdruck sinkt ab. Niedriger Blutdruck und schmächtiger Körperbau erhöhen die Neigung zu Kreislaufschwäche. Folgen sind häufig Schwindel und Flimmern vor den Augen, Kopfschmerzen, kalte Schweißausbrüche und Lustlosigkeit.

Rezept 1: 35 g Baldrian, 35 g Johanniskraut, 35 g Melisse und 25 g Rosmarin.
1 Eßlöffel auf 1 Tasse Wasser, schluckweise tagsüber trinken.

Rezept 2: 50 g Schafgarbe – täglich 3mal 1 Tasse trinken.

Verwöhnen Sie Ihre Haut doch einmal in Kleopatra-Manier. Gönnen Sie sich ein angenehmes Honig-Milch-Bad. Ihre Haut wird es Ihnen samtig-weich danken. Dazu brauchen Sie ein Glas Honig und einen Liter Milch.

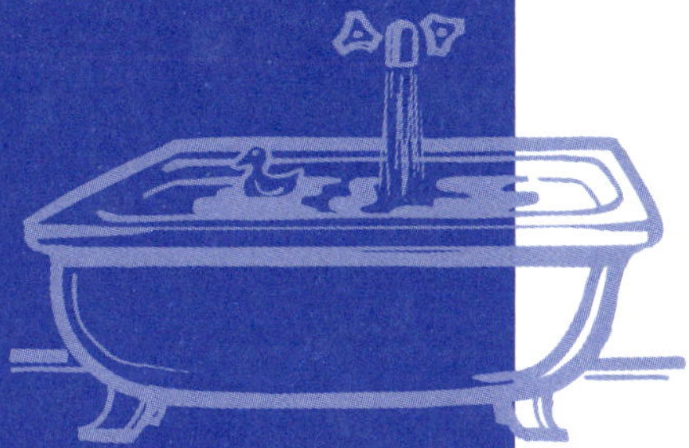

Vor dem Schlafengehen: Wenn die Badewanne halb voll ist, gießen Sie die Milch und den Honig langsam dazu, wobei Sie das Wasser weiter einlaufen lassen, bis die Wanne voll ist. Bis zu 15 Minuten sollten Sie das Bad genießen und danach nicht abrubbeln, sondern die Haut leicht

Durch Gottes Vergebung bin ich,
was ich bin.

Mit dem Sommeranfang beginnt allmählich die Ernte des ersten Honigs. Ein ganz besonderes Rezept aus der Zeit unserer Großmütter ist der Herrenhonig, ein zartes Gemisch aus gerührter Butter, Honig und feinstgeriebener Zitronenschale und einem Spritzer

Zitronensaft. Er wurde gehütet wie ein Augapfel, und man bekam ihn nur zu besonderen Gelegenheiten als Aufstrich auf Hörnchen, Semmeln und Brot. Weihnachten durfte man sich noch einmal an dieser Köstlichkeit erfreuen, da wurde er dünn auf Stollen, Lebkuchen und Kletzenbrot gestrichen.

Früher waren Juni und Juli beliebte Hochzeitsmonate. Erstens war es warm und man konnte im Freien feiern, zweitens waren die Vorratskammern gut gefüllt. Und ein ganz wichtiger Grund war, daß, wenn die Braut ins Brautbett steigt, man damit rechnen konnte, ihr im März ein Kindbett zu richten. Sie hatte dann den Winter, wo weniger Arbeit war, Zeit, sich und das kommende Kind zu pflegen. Außerdem war sie zur Hauptarbeitszeit, der Ernte, wieder voll einsatzfähig. So war auf den Wiegen, die zur Hochzeit geschenkt wurden, der Spruch gemalt:

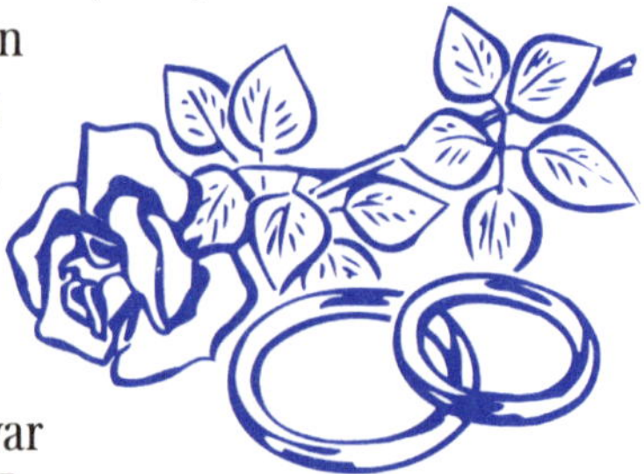

»Ihr, die im Juni Hochzeit macht,
ihr lieben Brautleut habet acht,
so braucht ihr mich im Märzen –
das kommt vom Lieben und vom Scherzen.«

Gewitter und Regen bringt reichlich Segen.

Sankt Jakob nimmt hinweg die Not.
Bringt frische Frucht und frisches Brot.

Der Sommer steht in höchster Pracht. –
Vom Baum der goldene Apfel lacht.

Was n i c h t in den Kühlschrank gehört

Zitrusfrüchte verlieren an Aroma und trocknen aus. Ananas und Birnen verlieren ebenfalls an Aroma. Kartoffeln werden süß. Zwiebeln und Knoblauch übertragen ihren Geruch auch auf andere Lebensmittel. Bananen sollen nicht unter 12 °C lagern. Gurken, Kürbis, Melonen, Paprika, Tomaten, Zucchini und Auberginen sind kälteempfindlich und besser im gekühlten Vorratsschrank bei 7-12 °C zu lagern. Äpfel, Salat, Broccoli, Chicoree, Lauch, Artischocken und Kohlrabi und alle Kohlarten werden ungewaschen im gelochten Frischhaltebeutel im Gemüsefach gelagert. Ungeeignet sind Gefrierfolien. Rettich, Radieschen, Merrettich, Karotten und Sellerie waschen, aber dann trocken im gelochten Frischhaltebeutel oder im abgedeckten Behälter im gekühlten Vorratsschrank oder Kühlschrank gelagert. Sie verbreiten Erdgeruch, wenn sie nicht gewaschen sind. Pilze besser gleich in der Gefriertruhe einlagern oder höchstens für kurze Zeit im abgedeckten, aber nicht luftdichten, Behälter aufbewahren.

Schönes Wetter ist heilendes Wetter

Abwehrkräfte und Knochen werden gestärkt und reinigt die Haut. Die gesamte Hormonproduktion wird durch die Helligkeit und die Farben angeregt. Jeder weiß, daß bei schönem Wetter alles intensiver, froher und optimistischer lebt.
Leicht überschätzt man sich bei diesem Wetter, und gerade deshalb erleiden viele überarbeitete Menschen ohne Kondition in den ersten Schönwettertagen einen Herzinfarkt. Sie stürzen sich in ungewohnte sportliche Aktivitäten, um sich zu beweisen, was sie noch alles leisten können und wie fit sie doch sind (was nicht der Fall ist), und überanstrengen sich dabei ganz erheblich. Das Lösungswort heißt: Alles in Maßen!!! Dann können Sie sich auch am schönen Wetter erfreuen.

Ganz bestimmte **Sonne-Mond-Konstellationen** begünstigen ganz bestimmte Wetterlagen. Diese Konstellationen sind jeweils nur einmal im Jahr, zu einem ganz bestimmten Datum möglich. Also existieren nur genau an diesen Tagen bestimmte Singularitäten.
Z. B. bleiben die Schönwetter-Singularitäten des 2. Juni, 10. und 29. September an genau diese Termine gebunden. Dies heißt aber nun keineswegs, daß in jedem Jahr das gleiche Wetter sein muß. In jedem Jahr steht zwar die Sonne gleich, der Mond jedoch nicht! So entstehen niemals völlig identische Situationen und somit jedes Jahr ein anderes Wetter.

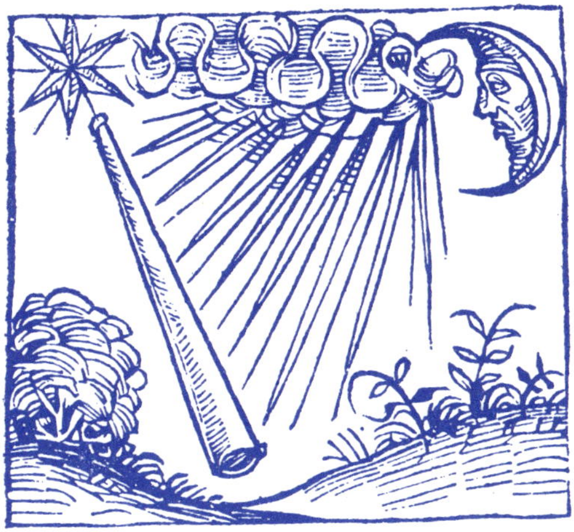

Alles ist dem möglich, der vertraut.

Im Juli sollte man es sich keinesfalls entgehen lassen, von den noch grünen **Walnüssen** einen Korb voll zu ernten, um daraus Nußlikör und kandierte Walnüsse zu bereiten. So ein selbstgemachter Walnußlikör hilft in allen Lebenslagen, sei es gegen Übelkeit, vollen Magen, schlechte Laune oder aber man trinkt ein Gläschen nur zum Genuß. Dieser Likör ist einfach in der Zubereitung:

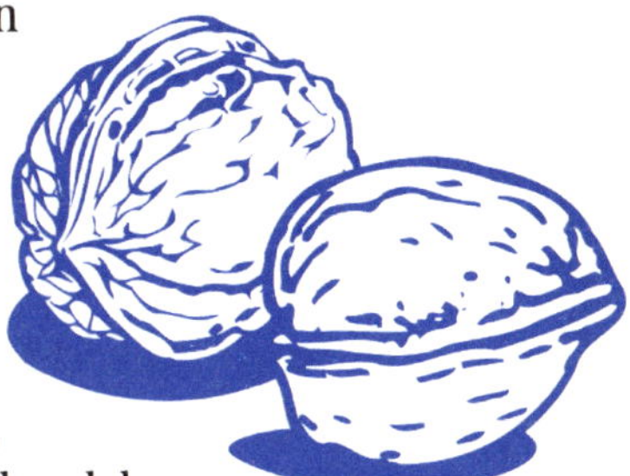

Man nimmt 20 grüne Walnüsse, sticht sie rundum mit einer Stricknadel an und wässert sie 14 Tage, wobei das Wasser immer wieder gewechselt werden muß. Hierauf schüttet man sie mit 96%igem Weingeist in eine weithalsige Flasche und stellt diese drei bis vier Wochen ans Fensterbrett in die Sonne. Dann kocht man 375 g Zucker mit 1/4 l Wasser sehr gut durch und gibt den Zuckersud zum Alkohol. Nach weiteren 8 Tagen siebt man den Likör von den Nüssen ab, füllt ihn in Flaschen und lagert sie kühl.

»Die Tore zu Weisheit und Wissen
sind immer offen.«

8. Juli Sankt Kilian

»Sankt Kilian ist ein rechter Rübenmann.« – Dieser Spruch kommt daher, weil an diesem Tag früher die Rüben ausgesät wurden, und das war wichtig, denn Kraut und Rüben waren früher die Grundlagen der Winterküche. Also durfte das Rübensäen keinesfalls vergessen werden.

Sankt Oswald und Sankt Lorenz 5. und 10. August

Haben wir uns eigentlich schon einmal bewußt gemacht, wie karg der allgemeine Küchenzettel früher ausgesehen hat? Die Hauptnahrungsmittel waren Brot, Brei, Kraut, Rüben und im Sommer die

Früchte von Wald und Garten, also Pilze, Kräuter, Beeren und Obst. Fleisch war selten, Wild ein reines Privileg der Herren und Oberen. Kühe und Hühner gaben ihre Produkte nur sparsam, der Roggen stand über dem Weizen, und die Kartoffel war noch nicht eingeführt. Reis, Zucker und Gewürze waren Luxus; was blieb waren Kraut und Rüben. Wen wundert es, daß es darum auch gleich drei »Rübenheilige« gab? Es hieß:

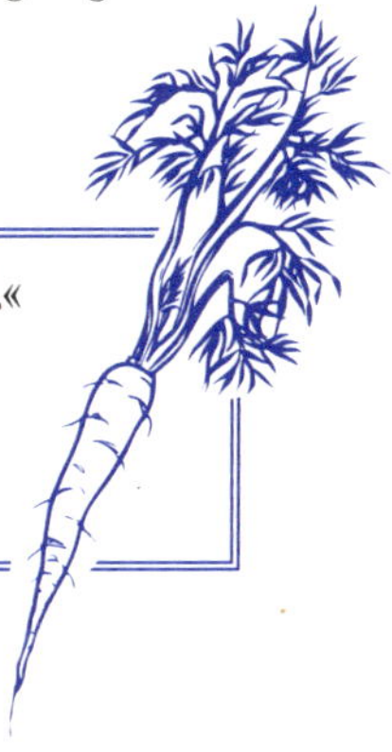

»Sankt Oswald, wachsen die Rüben bald.«
Und danach:
»Wer Stoppelrüben will essen, muß
Laurenz nicht vergessen!«

Blutreinigung

Dabei werden krankmachende Schlacken entfernt und gleichzeitig die Abwehrkräfte, die Leistungs- und Widerstandsfähigkeit des Körpers gestärkt. Eine derartige Kur ist empfehlenswert, weil sie das Blutbild verbessert, wenn chronische Krankheiten den Körper geschwächt oder geschädigt haben. Bei Schwächezuständen körperlicher oder seelischer Art kann durch eine solche Teekur die Abwehrkraft wieder gesteigert und die Krankheitsanfälligkeit gemindert werden. Reinigungskuren sind auch hilfreich bei Durchblutungsstörungen, zu hohem Fettgehalt des Blutes und bei Blässe.

Rezept 1: 20 g Blumea balsamifera, 20 g Blutwurz, 20 g Kamille, 35 g Quecke, 20 g Rosmarin

Rezept 2: 30 g Cassia fistula, 25 g Ehrenpreis, 45 g Kamille, 30 g Tausendguldenkraut, 5 g Wermut

Ein **Doppelkinn** ist noch lange kein Weltuntergang! Trotzdem stört es seine unfreiwilligen Träger oftmals doch. Diesem kann man auf relativ einfachem Weg abhelfen (selbstverständlich auch vorbeugen!), indem man mehrmals täglich für ein paar Minuten die Buchstabenfolge »XOXOXO« laut vor sich hin spricht. Allzulange hält ein Doppelkinn dies nicht durch!

Jeder Augenblick in unserem Leben ist auch immer ein neuer Anfang. Wir können zu jedem Moment das Alte und Festgefahrene verlassen und neue Wege gehen. Dieser Moment ist hier und jetzt ein neuer Anfang. In meiner neuen Welt ist alles gut angelegt.

Es gibt ganz typische **Phasen im Jahreswetter**, die sich ziemlich regelmäßig jedes Jahr einstellen. Die wichtigsten dieser Wetter-Regelmäßigkeiten seien hier genannt:

- Die Eisheiligen Mitte Mai
- Die Schafskälte im Juni

- Die Hundstage Ende Juli
- Der Altweibersommer Ende September bis Mitte Oktober
- Das Weihnachtstauwetter
- Der erste Vorfrühling zwischen dem 10. und 20. März

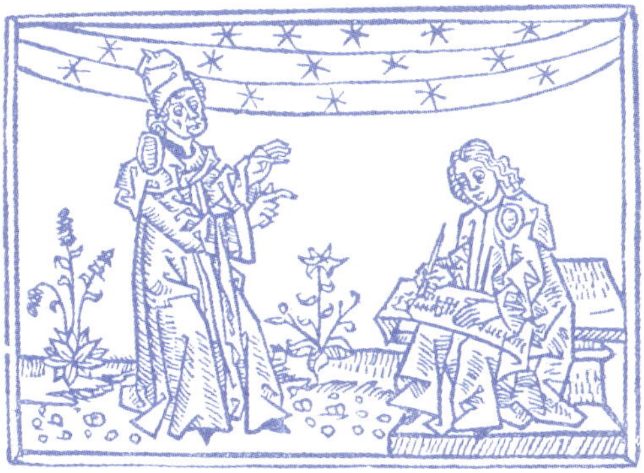

Dies sind mehr oder weniger stark ausgeprägte Wetterlagen, die in den meisten Jahren gegeben sind. Auf den Tag exakt festlegen lassen sie sich allerdings nicht. Zwar selten, aber doch möglich, daß sie in einem Jahr wirklich einmal fehlen.

»Des Sommers Schwüle bringt viel zur Mühle.«

Ich betrachte vollkommene Gesundheit als den natürlichen Zustand meines Körpers und Geistes.

Ein ganz besonderer Feiertag im August war **Mariä Himmelfahrt** oder der **»Kräuterbischeltag«**, wie er auch in Bayern genannt wurde. An diesem Tag ging man mit gebundenen Kräuterbuschen, die man zuvor gesammelt hatte, in die Kirche und ließ die Kräuter weihen. Den an diesen Tag gesammelten »Kräutl« sprach man besondere Heilkraft zu. Man band Garten-, Würz-, Heil- und Teekräuter, Blütenblätter, Getreideähren, Haselnuß, Lavendel, Salbei und die Königs- oder Wetterkerze zusammen. Dieser geweihte Buschen wurde im Herrgottswinkel aufgehängt, und bei Bedarf wurden die passenden Kräuter herausgezupft. Sie dienten zum Verspeisen, Räuchern, halfen gegen Gewitter und Unwetter, gegen Hexen, Druden, Blitzschlag und Krankheit, Not, Tod, Geburt und Schmerz, für Mensch und Tier.

Kurios ist, daß angeblich die Bäuerinnen, wenn die Butter beim Rühren im Butterfaß nicht fest werden wollte, eine geweihte Haselnuß dazugaben, und gleich darauf wurde der Rahm fest.

Chirologie ist die Deutung der verschiedenen Handformen. Aus der Form der Hand lassen sich Schlüsse auf den Charakter der Person ziehen. Hände lassen sich in fünf Grundtypen einordnen.

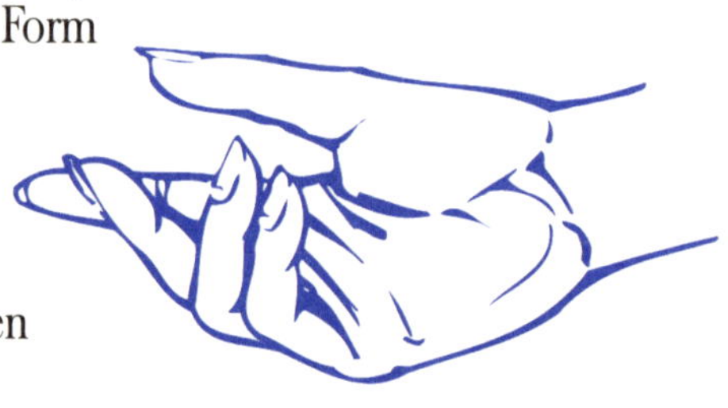

Die **rechteckige Hand** ähnelt einem Rechteck. Oben ist sie fast genauso breit wie an der Basis. Die Finger, als auch die Fingerspitzen und ebenso die Nägel stellen schmale rechteckige Formen dar. Gut proportioniert und lang ist der Daumen. Eine Person mit einer solchen Hand lebt absolut in der Realität und ohne Illusionen. Sie ist sehr korrekt und vernünftig. Diese Menschen sind gewissenhaft und methodisch. Bei ihnen muß alles bewiesen und erwiesen sein, ansonsten glauben sie es nicht. Beruflich sind sie äußerst strebsam und hassen Ungenauigkeit und Unpünktlichkeit. Als Partner sind sie zwar keine herausragenden Liebhaber, dafür aber zuverlässige und treue Partner, denen man volles Vertrauen schenken kann. Sie bemitleiden sich gern selbst und bilden sich oftmals Krankheiten ein. Aus diesem Grund erkennen ihre Mitmenschen oft nicht, wann sie wirklich krank sind, und dadurch fühlen sie sich dann noch schlechter.

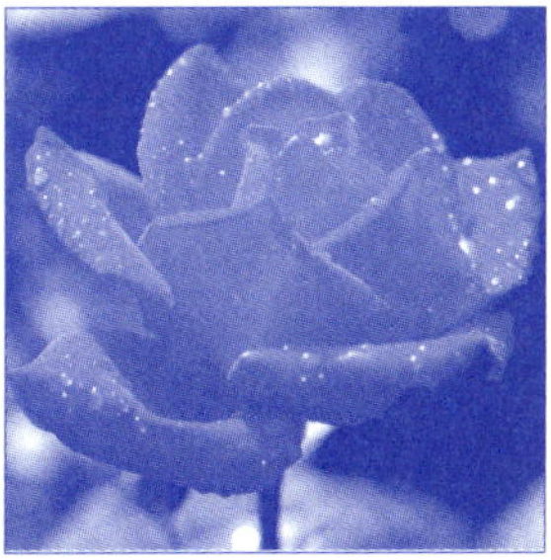

Die **primitive Hand** sieht quadratisch aus und wirkt, als ob Finger und Handfläche aus einem Stück wären. Die Finger mit kurzen und breiten Fingernägeln erscheinen bei Frauen oft wurstförmig, bei Männern grobgelenkig. Fast immer gedrungen ist der Daumen. Diese Personen sind sehr realitätsbewußt und besitzen solide Eigenschaften. Sie lehnen Phantasie und schöpferisches Denken ab, neigen zu Intoleranz und möglicherweise zu Brutalität. Beruflich ziehen sie

schwere körperliche Arbeit der geistigen vor. Sie sind begabte Handwerker, Arbeiter, Bauern oder Hilfskräfte mit einem starken Hang zu materiellen Dingen. Als Partner sind sie meist schlechte Liebhaber, aber gute Ehepartner, die allerdings schnell eifersüchtig werden.
Schon in früher Jugend tauchen körperliche Verschleißerscheinungen auf. Sie sind besonders für Gallen-, Leber- und Magenleiden anfällig.

Die **konische Hand** ist oben schmaler geformt als an der Basis. Die Gelenke an den langen, schmalen, glatten Fingern sind kaum erkennbar, wobei das letzte Fingerglied spitz geformt ist. Diese Hände wirken fein und vornehm mit ihren länglichen mandelförmigen Nägeln und den graziösen Gesten. Personen dieses Handtyps fallen gerne von einem Extrem ins andere. Sympathie bringt man ihnen genauso schnell entgegen wie Antipathie. Sie urteilen schnell, ihr geistiges Bedürfnis ist hoch, und sie geben sich sehr individuell. Sie verstehen es, die Ideen anderer zu nutzen ohne selbst schöpferisch zu sein. Sind sie von einer Sache begeistert, führen sie diese ohne weitere Überlegung durch. Als Angestellte sorgen sie immer für Überraschungen, während sie als Chef sehr streng sind. Als leidenschaftliche, zärtliche Partner sind sie perfekte Liebhaber, neigen allerdings zu Untreue. Ohne es wirklich zu bemerken brechen sie die Herzen. Sie ignorieren Krankheiten so lange bis es fast zu spät ist. Schwachpunkte sind Herz und Nieren. Achten Sie bei dieser Hand auf den Daumen! Wenn er sich deutlich von den anderen Fingern dadurch unterscheidet, daß er sehr kräftig ist, so können sie diesem Menschen ihr volles Vertrauen schenken. Dann ist es eine Person, die Bindungen von sehr langer Dauer eingeht.

Die **Hand mit den Löffelfingern** wirkt wie eine Schaufel und ist oben schmaler als unten. Zum Ende hin werden die Fingerspitzen und Nägel löffelartig breiter. Diese Hand erweckt manchmal einen etwas unregelmäßigen und unförmigen Eindruck durch Gelenke, die etwas knotig wirken können. Personen mit solchen Händen sind schöpferisch und begabt. Sie brauchen den Kontakt und die Kommunikation mit anderen Menschen. Sie sprechen gerne mit anderen über ihre Ideen und ihren Kummer, sind leicht empfindlich und erregbar. Ihrem Überschwang sollte man nicht unbedingt immer glauben.
Ob als Akademiker oder als Facharbeiter werden sie ihrem Beruf immer geistige und wissenschaftliche Werte abgewinnen. Den großen Aufstieg jedoch verhindert meist ihre Neigung zum Träumen, denn Termine sind ihnen ein Greuel.
Als Partner sprechen sie offen ihre Gefühle aus, sind nett und umgänglich. Leider wird manchmal ihre Offenheit mißverstanden. Sie haben eine robuste Gesundheit, können aber zu übermäßigem Alkoholgenuß neigen oder kämpfen ständig gegen Gewichtszunahme.

Bei der **durchgeistigten Hand** ist die Handfläche breiter als das Ende der Hand, wobei die Fingergelenke sehr ausgeprägt sind. Speziell das letzte Fingerglied wirkt oft knochig und steht hervor. Elegant sehen die leicht gewölbten, langen Fingernägel aus. Diese Personen sind schüchtern und ruhig, intellektuell geprägt. Sie sind außerordentlich friedlich und geduldig. Und obwohl sie zur Einsamkeit neigen und jeden Trubel hassen, sind sie aufgeschlossen für die Probleme anderer Menschen. Ihren Beruf nehmen sie sehr ernst und üben ihn sehr gründlich aus. Sie erklimmen den Weg nach oben, aber langsam Schritt für Schritt als ehrsamer Handwerker oder gewissenhafter Beamter ohne dabei nach viel Geld zu jagen. Auf die Wünsche ihrer Partner gehen sie als zärtliche Liebhaber ein, sind zuverlässig und treu. Sie sind gesund und fit bis ins hohe Alter.

Kupferne Vasen

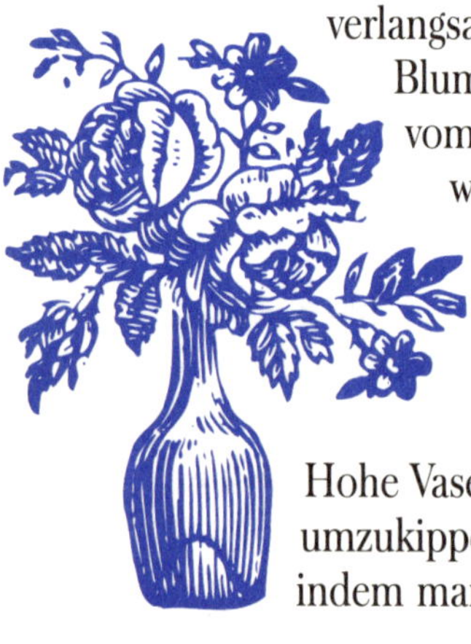

verlangsamen den Fäulnisprozeß der Blumen, weil kleine Kupferteilchen vom Wasser aufgenommen werden, die bakterienvernichtend wirken. Deshalb fühlen Blumen sich in Kupfervasen besonders wohl.

Standhafte Vasen

Hohe Vasen neigen leider dazu leicht umzukippen. Dies kann man verhindern, indem man Kieselsteine oder Sand einfüllt, was noch dazu in Glasvasen sehr dekorativ wirkt.

Kleine Vasen
Das Reinigen kleiner Vasen ist besonders schwierig, weil der Flaschenreiniger oft nicht hineingeht. Seifenwasser mit ein paar Löffel Reis, kräftig geschüttelt, erledigen die Reinigung bestens.

Bei festsitzendem Schleim in der Nase

100 g Seifenwurzel
1 Teelöffel auf 1 Tasse Wasser über Nacht ansetzen, aufkochen, damit mehrmals täglich die Nase spülen.

Ich fülle alle Räume mit Liebe,
damit alle Besucher, mich eingeschlossen,
diese Liebe fühlen können und durch
sie neue Kraft erhalten.

Huflattich (Tussilago farfara)
auch Brandlattich, Brustlattich, Pferdefuß, Märzblume oder Roßhub genannt, gehört zur Familie der Korbblütengewächse. Verwendet werden die Huflattichblätter, die von wildwachsenden Pflanzen gesammelt werden. Importiert werden sie auch aus dem Balkan, den osteuropäischen Ländern und Italien. Inhaltsstoffe sind Inulin, Schleim- und Gerbstoffe, Flavonoide, Triterpene, Sterole und verschiedene Pflanzensäuren.

Die Schleimstoffe der Pflanze wirken reizlindernd und einhüllend. In der Volksmedizin werden sie bei trockenem Reizhusten, chronischer Bronchitis, katarrhalischen Entzündungen und bei Staublunge eingesetzt. Außerdem wirkt er bei Entzündungen, Wunden und Hautausschlägen sehr hilfreich. Bei chronischen und akuten Reizungen im Mund- und Rachenraum wird er als Mittel zum Gurgeln verwendet.

Bohnenfleckwasser

Das ungesalzene Kochwasser weißer Bohnen ist ein unschlagbarer Fleckentferner, der selbst so hartnäckige Flecken wie Tinte und Rotwein entfernt.

»Wie oft soll ich meinem
Bruder vergeben?
Bis siebenmal? Ich sage Dir:
nicht siebenmal,
sondern sieben mal
siebzig mal.«

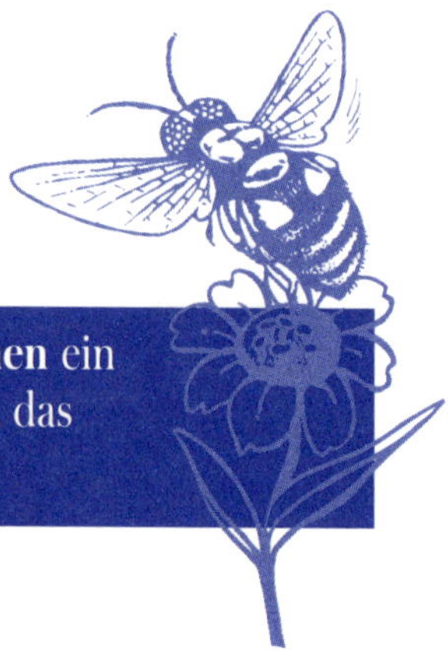

Bei **Bienen- oder Wespenstichen** ein feuchtes Stück Zucker auflegen, das zieht das Gift heraus.

Roßkastanie – Aesculus hippocastanum

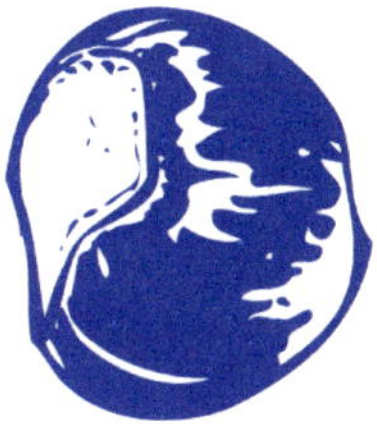

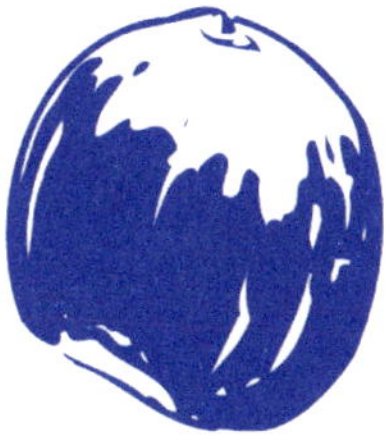

auch Gichtbaum, Kastangel, Saukastanie oder Pferdekastanie genannt gehört sie zur Familie der Roßkastaniengewächse, wobei die Roßkastaniensamen verwendet werden. Die Roßkastanie kam ursprünglich aus den östlichen Balkanländern und hat sich bis heute in ganz Europa verbreitet. Auch der Himalaya, der Kaukasus und Nordpersien werden als ihre Heimat bezeichnet. Besonders beliebt ist dieser Baum als Schattenspender in Parkanlagen und an Straßen.

Die Roßkastanie enthält verschiedene Flavone, außerdem das Saponin Aescin, Aesculin und ein Cumarin-Derivat.

Die Heilwirkung der Roßkastanie ist weithin anerkannt und findet Anwendung als pharmazeutische Fertigpräparate bei Ödemen, Venenleiden und Wadenkrämpfen, bei Juckreiz sowie bei Schweregefühl und Schmerzen in den Beinen, zur Abschwellung bei Frakturen und Quetschungen, ebenso bei Hämorrhoiden.

Früher wurden in der Volksheilkunde die Blätter und Blüten für eine Tinktur verwendet, um rheumatische Beschwerden und Venenleiden zu lindern. Nicht zur Teezubereitung geeignet sind die Roßkastanienfrüchte.

Hexenschuß

Früher schrieb man in der Volksmedizin den Hexenschuß den bösen Mächten, den Hexen, zu. Diese wollten den Menschen schaden, indem sie ihnen einen Schuß versetzten, der plötzliche stechende Schmerzen im Kreuz- und Lendenbereich verursachte. Sozusagen aus heiterem Himmel trifft uns der Hexenschuß, mitten in der Bewegung, und beschert uns beim Bücken und Drehen, oft auch bei allen Bewegungen, ganz erhebliche Schmerzen. Die tatsächliche Ursache dafür aber sind Bandscheibenschäden oder Veränderungen in der Wirbelsäule bei den akut auftretenden Schmerzen. Eine momentan, durch schweres Heben, z. B. überlastete und schwache Rückenmuskulatur kann ein Grund für das Herausspringen eines Wirbelgelenks sein, wobei dieses blockiert und einen Nerv einklemmt.

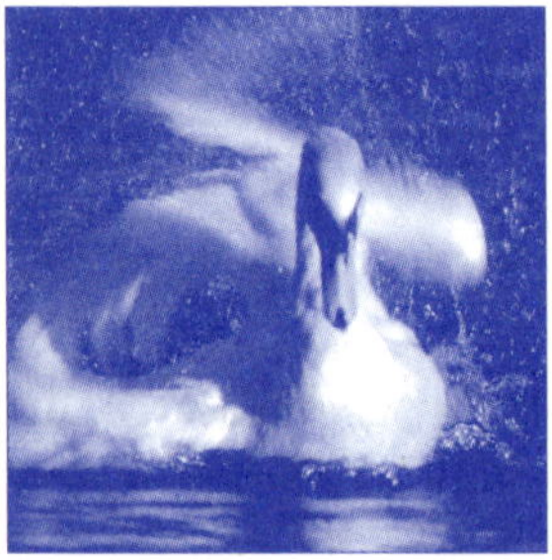

Chronische Kreuzschmerzen deuten auf eine dauerhafte Überforderung und Ermüdung der Rückenmuskulatur, ausgelöst durch falsche Sitz- und Eßgewohnheiten über Jahre. Auch Zugluft oder häufige Unterkühlung durch zu leichte Kleidung bei Kälte können Ursache sein.

Maßnahmen: In jedem Fall muß der Rücken zuerst entlastet werden. In Rückenlage auf das Bett mit angewinkelten, hochgelegten Beinen legen. So wird

die Muskulatur entspannt. Nun sollte für Wärme gesorgt werden, entweder durch ein Bad mit ansteigender oder heißer Temperatur, durch Massagen und Einreiben oder durch heiße Auflagen.
Für heiße Auflagen eignen sich Wärmflaschen oder Heizdecken. Bei Massagen und Einreibungen sollte das Kreuz bis zum Steißbein und die Oberschenkel bis zu den Knien eingerieben werden. Sehr gut bewährt haben sich Senf-, Lavendel-, Kampfer- oder Ameisenspiritus oder Franzbranntwein.
Wer häufig unter Kreuzschmerzen leidet, sollte auf sein Gewicht achten und notfalls abnehmen, denn der Rücken muß immer, auch ohne zusätzliche Belastung, in jedem Fall das eigene Körpergewicht tragen.

Edelstahl läßt sich mit ausgepreßten Zitronenschalen wunderbar blank reiben.

»Wenn du mit einem Problem konfrontiert bist, gibt es die Möglichkeit, das Problem zu lösen; dann brauchst du dir keine Sorgen mehr zu machen. Wenn es keine Lösungsmöglichkeiten gibt, nützen dir deine Sorgen auch nichts.« (Dalei Lama)

Saughaken für Fliesen mit Eiweiß bestreichen, dann halten sie wie angeklebt.

Wolldecken

Übers Dreieck aufgehängte Wolldecken verziehen sich nach dem Waschen nicht, und außerdem kann das Wasser über die Zipfel sehr gut ablaufen.

Haltbarmachen durch Einlegen in Öl

Gemüse in Öl: z. B. Paprika, Auberginen, Tomatenmark, Pilze, Knoblauch, Suppen- oder Saucewürzmischungen. Gewürze: z. B. Basilikum, Pfefferkörner usw.
Sud zum Garen: Essig und Wasser zu gleichen Teilen, nach Geschmack Knoblauch, Salz und Zucker

Das Gemüse waschen, putzen, garen, kleinschneiden und völlig abtrocknen lassen oder pürieren und eindampfen. Nach Zugabe der Gewürze abgekühlt in für die Menge passende Gefäße bis auf 2 cm unter den Rand schichten, dann randvoll mit Öl bedecken. Die Behälter luftdicht verschließen, möglichst beschriften und kühl lagern.

Sankt Bartholomäus 24. August
»Sankt Barthelmä, Brotzeit ade!«

Mit diesem Spruch trauerten die Knechte und Mägde einer wegfallenden Brotzeit nach, denn der Tag wird kürzer, die Erntezeit war vorbei, somit auch das sehr frühe Aufstehen; das bedeutete für die

Bäuerin, daß sie eine Mahlzeit einsparen konnte. Da der hl. Bartholomäus unter anderem auch der Patron der Fischer ist, finden wir viele Fischerkirchen, die seinen Namen tragen, z. B. das höchst romantische Kirchlein am Königssee, wohin jedes Jahr an seinem Namenstag Hunderte von Gläubige pilgern, um zu beten. Anschließend gibt es dann in einem Wirtshaus am See die köstlichen Saiblinge, eine besonders zarte und würzige Art von Forellen zur Stärkung.

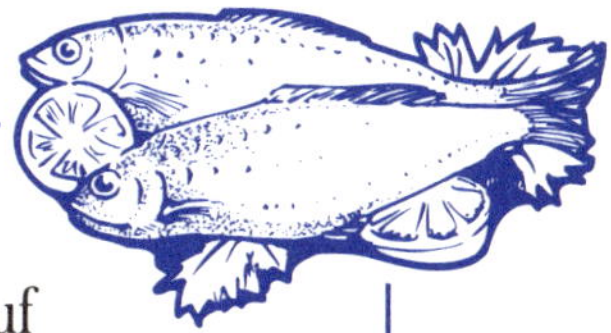

Saibling in Nußsoße

Blaugekochte Saiblinge legt man auf eine Platte. Man übergießt sie mit einer Soße aus je 2 bis 3 Eßlöffel gerösteter und geriebener Haselnüsse und Meerrettich, 2 feingehackten Eidottern, Zitronensaft, Salz, Pfeffer und einem Schuß Weinbrand. Zuletzt garniert man sie mit Petersilie, Zitronenspalten und Salat.

Brandflecken auf Holztischen oder Brotzeittellern mit Mayonaise bestreichen, 30 Minuten einwirken lassen und anschließend gut abreiben.

»Wer sein Leben festhalten will, wird es verlieren, wer es aber losläßt, der wird es finden.«

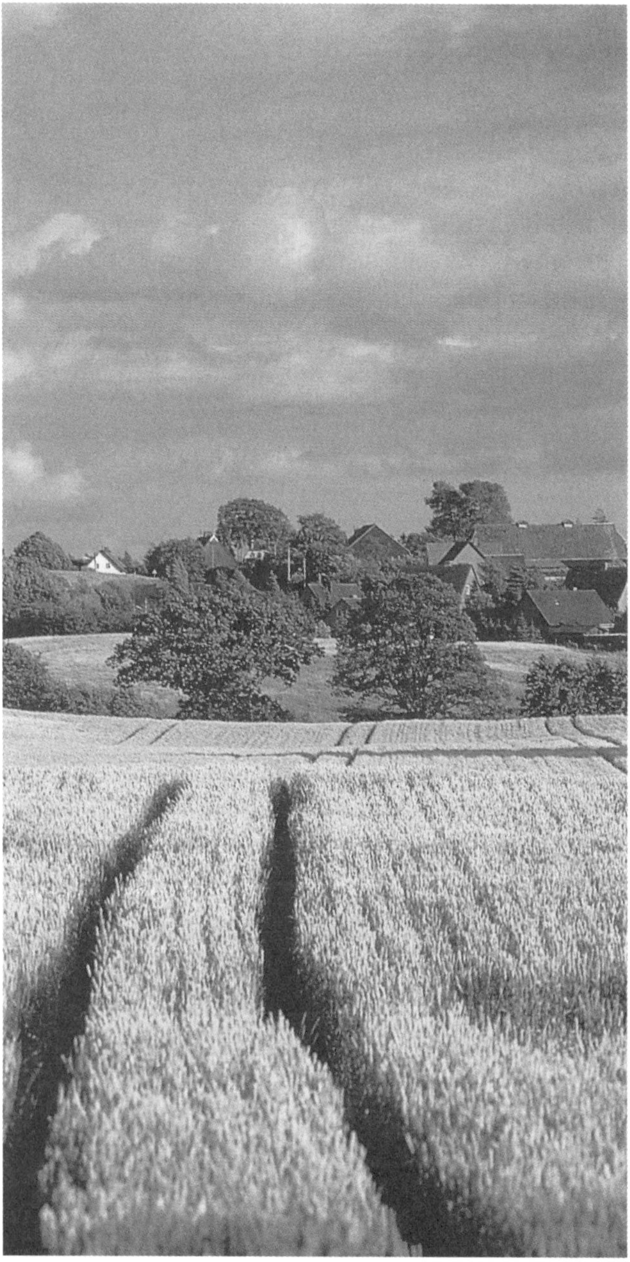

Im Herbst

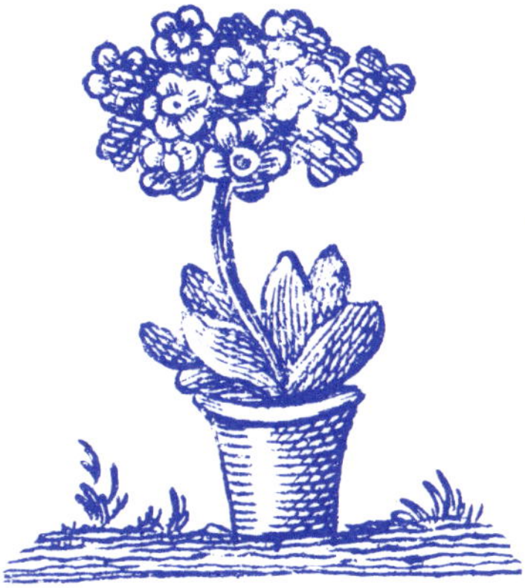

An Sankt Michael,
dem 29. September, ist endgültig der Herbst eingekehrt, und somit kam bei den Bauern die Zeit, in der man sich mehr in der Stube aufhielt, denn die Arbeit im Garten und auf dem Feld war getan. Man hatte Ruhe, sich den häuslichen Belangen wie Flicken, Nähen, Stricken und Spinnen zu widmen. Dafür hatte man sogar einen passenden Spruch: »Michael zent's Liacht an, daß 's Dirndl spinna kann.«

Auf den Tag Sankt Gallus, der Apfel in den Sack muß.

Vor Gallus muß alles Werk im Keller sein, daß es vorm Kuckucksschrei bringt Samen ein.

Ursula räumt's Kraut herein, sonst schneit's am End'noch drein.

Ist's draußen kalt und grau, hängt drin die fette Sau.

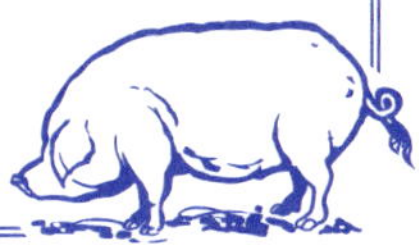

Übergewicht

Wenn Sie ständig Probleme mit Ihrem Gewicht haben, sollten Sie sich einmal damit befassen, wie Ihr Gedankengut aussieht. Machen Sie eine Diät: Specken Sie die negativen Gedanken ab, wahrscheinlich wird sich Ihr Gewichtsproblem dann von selbst lösen. Vertrauen in den Prozeß des Lebens und sich sicher fühlen sowie ein Selbstwertgefühl und Eigenliebe sind die besten Mittel, um ins »Gleich-Gewicht« zu kommen. Ihre Gedanken sind der Weg zu diesem Mittel.

Ich treffe Entscheidungen, die gut und nützlich für mich sind, denn ich werde von Gott beschützt und geführt.

Unser täglich Mehl und Brot

Wenn man das weiße Feinmehl, das heute leider zu Tode gemahlen wird und dabei ca. 50 verschiedene wertvolle Stoffe und Vitamine (am meisten Vitamin B1) verliert, durch (im Reformhaus) naturbelassenes Weizen-, Hafer- oder Roggenmehl ersetzt, so hat man ein hochwertiges Grundnahrungsmittel, das uns mit Vitaminen, Mineralsalzen, Enzymen, Proteinen und vielen anderen Stoffen versorgt, uns dabei richtig ernährt und keineswegs überfüttert.
Eine gesunde und schmackhafte Mischung zwischen Schwarzbrot und Vollkornbrot aus naturbelassenen Mehlen ergibt folgendes **Brotrezept**:

Zutaten:
500 g Roggenmehl – 1000 g Grahammehl – 5 Teelöffel Salz – 2 Eier – 1/2 l Wasser – 1/2 l Buttermilch – 1 Hefewürfel

Herstellung:
Das leicht erwärmte Wasser in eine große Schüssel schütten, Hefe und Salz darin auflösen. Mit etwas lauwarmem Wasser werden die Eier gut verquirlt. Die verquirlten Eier, die Buttermilch und das Mehl zugeben, gründlich vermischen und gut durchkneten. Alles Mehl von Rand und Boden ablösen und ca. fünf bis zehn Minuten gut durchkneten. Mit Fett oder etwas Speck fetten Sie nun eine Kasserolle aus Steingut oder Metall ein (Größe: ca. 21 cm breit, 35 cm lang und 8 cm hoch). Füllen Sie diese gleichmäßig mit dem Teig. Zum Aufgehen den Teig anschließend an einen warmen Platz stellen und mit einem sauberen Tuch abdecken. Die Teighöhe sollte nach ca. 60 Minuten den Rand der Backform erreichen. Vor dem Einschieben in den Backofen, der auf 200 °C vorgeheizt sein soll, die Teigoberfläche kreuzweise mit dem Messer einschneiden. Nach ca. 15 Minuten Backzeit wird der Teig etwa drei bis fünf Zentimeter über den Backformrand reichen.
Backzeit bei 200 °C

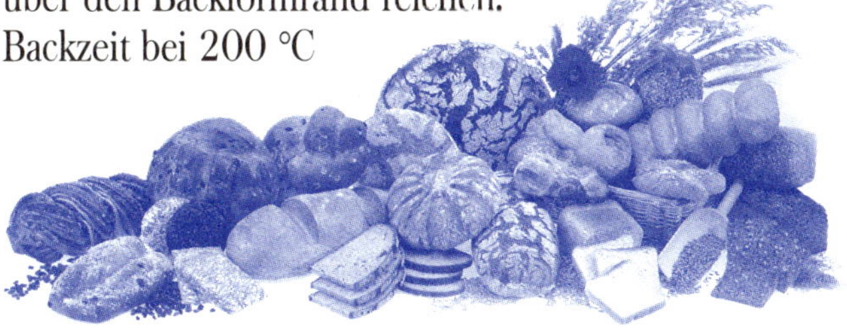

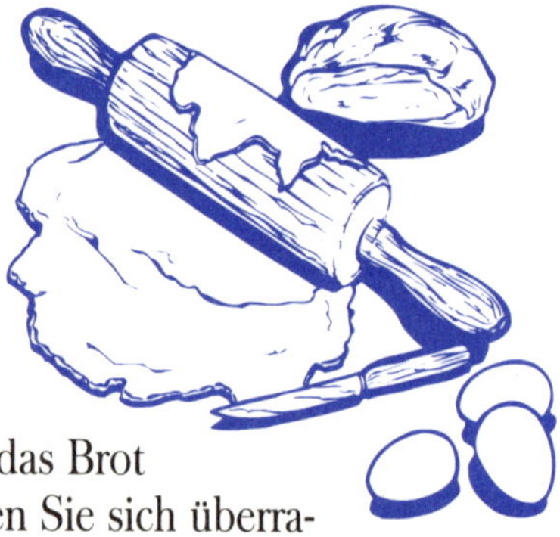

ca. 60-70 Minuten.
Danach Ofen abschalten, die Kasserolle kurz herausholen und die Oberfläche mit heißen Wasser bepinseln. Bei abgeschaltetem Ofen nochmals 5 Minuten ins Rohr schieben. Danach vor dem Stürzen der Form das Brot kurz abkühlen lassen. Lassen Sie sich überraschen, wie knusprig und würzig es schmeckt!

»Kirchweih«

Am Kirta tuats koa solcher's G'fraß,
wia Lüngerl oder Leberkas.
Da muaß für'n Herrn und a für's G'scheer
Scho allerwei was Bessers her.
Warum? Dös is doch jedem klar;
Kiarta is oa mal nur im Jahr.
Drum feiert ma'n nach altem Brauch,
dös muaß ma gspürn beim Essen auch.
Des Kiartas allerhöchster Glanz,
des is und bleibt die Kiartagans;
A Kiarta ohne Ganserlg'ruch,
waar des a Kiarta? Des waar Bruch!
Wenn d'Gans is gfuttert, kommt die Höh':
Schmalnudeln gibt's dann zum Kaffee
Und ganz am Schluß gibt's no was Süß's,
damit ma woaß, daß Kiarta is.

Brunnenkresse

– zugleich Salat, Gemüse und Kraut. Brunnenkresse ist ein Salat, fast schon ein Gemüse, und in jedem Fall eine gute Grundlage für Suppen. Zum Verzieren von Salaten, Fleisch- oder Fischgerichten ist sie ein Augen- und Gaumenschmaus gleichzeitig. Roh als Gemüse oder Salat mit Zitronensaft beträufelt ist die Brunnenkresse so richtig pikant.

Brunnenkressesaft kann man in der Drogerie kaufen. Er vertreibt Frühjahrsmüdigkeit und Vitaminmangel. Im Mittelalter wurde getrocknete, zerriebene Brunnenkresse als Niespulver genutzt. Außerdem schrieb man ihr noch eine stimulierende Wirkung zu.

Ziehen Sie Ihre eigene Brunnenkresse

– entweder im Garten oder auf dem Balkon. Sie ist ein sehr anspruchsloses Gewächs, braucht aber Erde im Topf, um zu gedeihen. Der ideale Platz im Freien wäre an einem stillen, fließenden Wasser, das jedoch auch im Winter nicht zufriert. Die meisten werden kein fließendes Wasser zur Verfügung haben, dann genügt auch ein Kasten oder eine Schale im Schatten. Samen in die Schale streuen, mit Erde bedecken und ständig naß halten. Nach 10-14 Tagen erscheinen die ersten kleinen Pflanzen. Mit etwa 12 cm Länge können sie zum ersten Mal geschnitten werden. Brunnenkresse kann man das ganze Jahr über ziehen, doch die beste Ernte erhalten Sie im Sommer. Schlechter wächst sie in den dunklen Monaten Dezember und Januar.

Tropft Ihr Wasserhahn?

Auf Dauer gesehen verschwinden viele kostbare Liter im Abfluß und viel Geld. Selbst Abhilfe zu schaffen ist bei einer Mischbatterie oder einem Einhandmischer sehr einfach: Es muß lediglich die Dichtung im Wasserhahn ausgewechselt werden.

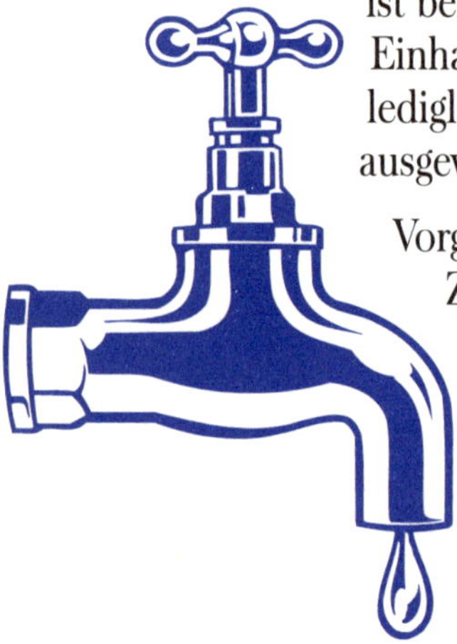

Vorgehensweise:
Zuerst Hauptwasserhahn abdrehen, damit es keine Überschwemmung gibt! Danach das Ventiloberteil ausbauen, die Dichtung austauschen und wieder zusammenbauen.
Das geht so: Das Handrad kann man einfach abziehen. (Manchmal ist eine verborgene Schraube da, die vorher gelöst werden muß.) Dann das Hahnoberteil entgegen dem Uhrzeigersinn herausdrehen. Dazu sind ein Gabelschlüssel oder eine Armaturzange von Vorteil. Jetzt kann das Ventiloberteil herausgehoben werden. Die Dichtung ist unter dem Ventil und mit einer Schraube gesichert.

Noch ein Rat: Sie sollten sich die Reservedichtung zuerst im Sanitärhandel besorgen. Wenn Sie nicht sicher sind, welche Dichtung die passende ist, nehmen Sie das bereits herausgedrehte Ventil zum Händler mit. Sinnvoll ist es daher, die Reparatur während der Geschäftszeiten durchzuführen.

Ich bin im Frieden mit all meinen Empfindungen und Gefühlen. Da, wo ich bin, bin ich in Sicherheit. Meine Sicherheit schaffe ich mir selbst dadurch, daß ich mich akzeptiere und liebe wie ich bin.

Das Wetter laut 100jährigem Kalender

September: Schön und warm bis zum 6. Am 7. gab es in der Frühe einen so starken Reif, daß das Gras gefroren ist. Das wiederholte sich bis zum 13. An diesem Tag gab es erstes Eis. Am 14. hat es stark geregnet. Am 15. und 16. war es schön. Am 17. hat es den ganzen Tag geregnet. Danach war es wieder schön bis zum 21., nachfolgend trüb bis zum Monatsende.

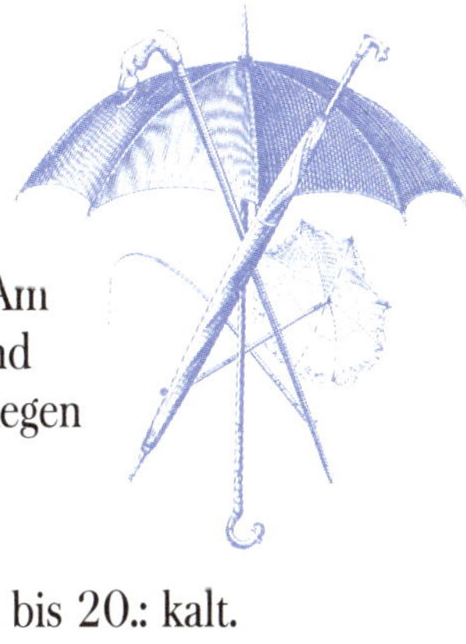

Oktober: Unbeständig bis zum 13. Vom 14. bis zum 22. war es sehr kalt mit Temperaturen, die durchgehend unter dem Gefrierpunkt lagen. Am 23. und 24. hat es leicht geregnet, und es war etwas gefroren. 26., 27., 28.: Regen und Schnee. 29. und 30.: kalt und gefroren. 31.: Regen

November: 1. bis 5.: starker Regen. 6. bis 20.: kalt. Am 12. bildete sich morgens Glatteis und abends Nebel. 21. bis 28.: milder. 29.: Frost, es wintert richtig zu.

Dezember: Am 1. ist es kalt, am 3. fällt Schnee. Vom 4. bis 10. fällt pausenlos starker Regen. Auch am 11.

und 12. hat es Tag und Nacht stark geregnet. Zwischen dem 13. und 19. ist es trüb ohne Regen und warm. Am 20. fällt ziemlich Schnee. Vom 21. bis zum Monatsende ist es ziemlich kalt und mehr trüb als hell.

Denken Sie positiv:
Es liegt an uns selbst,
ob wir in einem kleinen Mißgeschick
eine große Katastrophe sehen oder
sogar in einer echten Tragödie
noch ein Funken Freude zu finden ist.

Oktober – die Zeit der Weinernte

Sogar bei uns in Bayern wurde früher Wein angebaut, und zwar an den Hängen der Donau entlang, von Regensburg bis Passau. Man kann heute noch die Terrassen der Rebgärten sehen, und in der Gegend um Wörth hat man sich wieder an den Weinbau erinnert, dort kann man sich in Buschenschanken am hiesigen Wein zu guter Brotzeit laben. Früher allerdings war der Wein dort so sauer, daß er nur zu Würzwein verarbeitet wurde, und sogar die Pfarrer aus dieser Region bekamen die päpstliche Erlaubnis, von auswärts Meßwein einzukaufen.

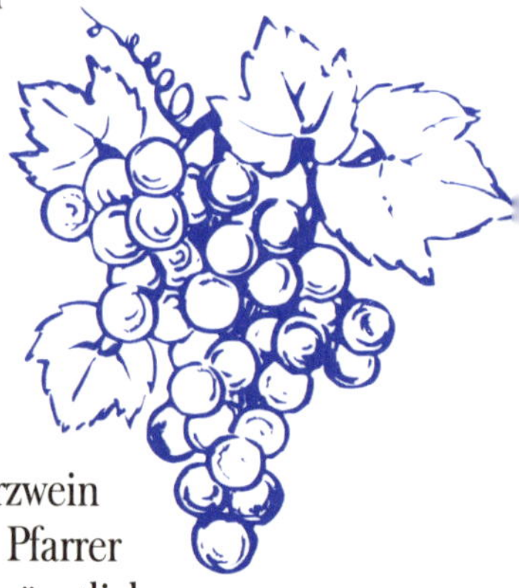

Zum Umgang mit Problemen:
Fragen Sie sich doch einmal statt »Warum geht das nicht?« lieber »Wie könnte es denn gehen?« und klären Sie die grundsätzlichen Fragen: »Was will ich wirklich?« - »Welches ist mein Ziel?« »Was möchte ich für dich und was möchte ich für mich?«

Kümmel

Den meisten Kümmelbedarf haben Deutschland und Österreich, wo die Kümmelsamen als Gewürz besonders beliebt sind. Er ist schmackhaft im Kartoffelsalat, zu Käse und Quark. Auch Kohlgerichte, Gulasch und Schweinebraten wird durch Kümmel verfeinert, und obendrein sorgt er für eine bessere Verdauung. Im Mittelalter wurden die Blätter des Kümmels Salaten und Suppen feingehackt zugegeben in der Weise, wie wir heute Petersilie verwenden. Die schmackhaften Blätter werden auch heute noch in den Ländern gesammelt, wo Kümmel einfach am Wegrand wild wächst.

Was tun gegen Augenfältchen?

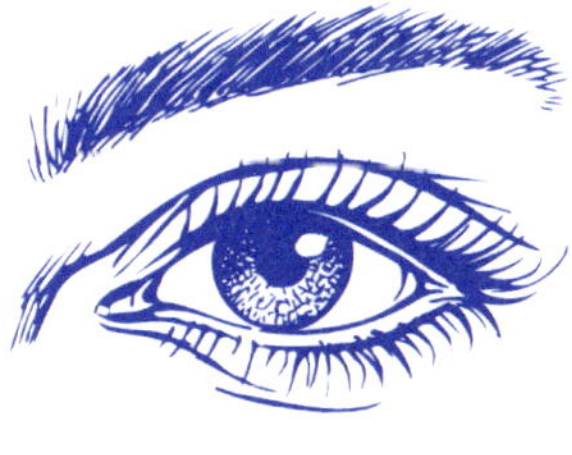

Im Handel gibt es sehr viele Cremes gegen Augenfalten, die, meist für kurze Zeit, die Falten »verschwinden« lassen. Nach dem Abklingen jedoch wirken die Fältchen stärker als zuvor. Das kommt daher, daß manche dieser Cremes

die Haut unter den Augen aufquellen lassen. Wenn sich die Fältchen unter den Augen verhärten, sieht es ungepflegt aus und macht wirklich alt. Darum sollten die Fältchen möglichst weich aussehen, was man mit hochwertigen Pflanzenölen, wie süßes Mandel- oder Avocadoöl, erreichen kann. Diese Öle pflegen die Haut und machen sie gleichzeitig weich. Das Öl wird dazu hauchdünn auf die Augenpartie verteilt und nach einer Einwirkungszeit von ca. einer halben Stunde mit einem weichen Papiertuch leicht abgetupft. Durch regelmäßige Anwendung erreicht man so eine weiche, glatte und zarte Haut.
Bei angespannten Augen sind Kompressen sehr hilfreich. Pfefferminz- oder Kamillenteebeutel werden kurz ins heiße Wasser getaucht, etwas abkühlen lassen und dann auf die geschlossenen Augen legen.

Mineralwasser ist gut für Alpenveilchen. Topfblumen blühen dadurch länger.

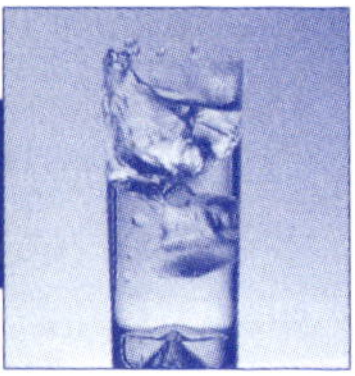

Ich lasse meine Gedanken frei
und leicht durch neue Ideen fließen.

Ab Mitte Oktober begann die **Hasen- und Fasanenjagd.** Jetzt in der kälteren Jahreszeit wurde der Speisezettel wieder etwas üppiger; und es gibt eine Fülle von vorzüglichen Rezepten dazu, z. B.:

Hase mit Kastanien-Blaukraut

Ein küchenfertiger Hase wird 24 Stunden in eine Beize aus Rotwein, Öl, je einer grob gewürfelten Zwiebel, Karotte, einem Stück Lauch und Sellerie gelegt. Danach wird er gut abgetrocknet, gesalzen, gepfeffert und mit zerstoßenen Wacholderbeeren eingerieben und von allen Seiten scharf angebraten. Anschließend gibt man ihn in einen Bräter und gibt ihn bei 180 °C ins vorgeheizte Rohr. Er wird während des Bratens immer wieder mit der Wein-Ölbeize begossen. Zum Schluß streicht man die Soße durch ein Sieb und schmeckt sie mit einem Eßlöffel Preiselbeeren, etwas Madeira und saurer Sahne ab.

Während der Hase im Rohr ist, bereitet man das Blaukraut: Man hobelt es fein, läßt in einem Topf ein gutes Stück Butter schmelzen und dünstet das Kraut darin an. Es wird gesalzen, gepfeffert, mit Muskat, einem Lorbeerblatt, einer halben, mit Nelken gespickten Zwiebel und zwei Äpfeln gewürzt und mit 1/2 l Rotwein aufgegossen. Dann werden die Kastanien im Rohr geröstet, geschält gckocht, gut abgetropft und in einer flachen Pfanne mit Butter, 1 Kaffeelöffel Zucker, etwas Salz und ein wenig Fleischsuppe gedämpft. Man richtct das Blaukraut auf einer Platte an, verteilt die Maronen darum und legt den in Stücke zerteilten Hasen darauf. Die Soße wird gesondert gereicht.

Energiesparmaßnahmen

In alten Häusern mangelt es oft an ausreichender Wärmedämmung, und damit entstehen höhere Heizkosten, als notwendig. Rentabel ist eine zusätzliche Dämmung – sie schont die Umwelt und den Geldbeutel auf lange Sicht gesehen.
In den meisten Fällen können Einsparungen schon durch sorgfältige Renovierungsarbeiten an der vorhandenen Bausubstanz erzielt werden, die relativ günstig sind.

Z. B. an Kellerwänden:
Nasse Wände kosten viel Energie! Oft genügt es schon, die Außenseite mit einer neuen Sperrschicht gegen Nässe zu präparieren. Die Erde muß aufgegraben, die Wand gesäubert und neu verputzt (Rauhputz) werden. Dann folgt ein dreimaliger Bitumenanstrich. Diese Maßnahme erfordert sehr viel Arbeit, aber dafür kann die Mauer trocknen, und die Heizkosten werden gesenkt.

Z. B. die Fassade:
Risse in Putzfassaden ausbessern oder herausbröckelnden Fugenmörtel ersetzen! Bei einer Fassade aus zweischaliger Konstruktion mit Luftschicht, aber nur mit Mörtelfuge, sollte eine Reparatur schnellstmöglich durchgeführt werden, da die gesamte Wand durchfeuchtet wird und die Gefahr von Schimmelbildung und Frostschäden besteht. Solches würde die gesamte Wandkonstruktion zerstören.

Z. B. die Fenster:
Zur Architektur passende neue Fenster bei alten Gebäuden können sehr teuer sein. Daher unser Tip: Reicht die Querschnittsverstärkung der Rahmenflügel aus und das Holz ist noch in Ordnung, so kann die Einscheibenverglasung gegen eine Doppelscheiben-Isolierverglasung ausgetauscht werden. Diese Vorgehensweise ist weit günstiger!

Ursache und Wirkung
Jeder einzelne Gedanke
verursacht etwas – ist Ursache;
jede Lage wurde durch etwas bewirkt
ist Wirkung. Denken Sie
deshalb nur das Beste!

Johanniskrautöl

Eine unserer wertvollsten Heilpflanzen ist das Johanniskraut. Seine heilsame Wirkung ist seit langem bekannt, und das Öl ist ein einfacher Kräuterauszug. In der Apotheke oder im Reformhaus gibt es fertiges Johanniskrautöl zu kaufen. Sie können es aber leicht selbst herstellen:

Geben Sie einen gehäuften Eßlöffel trockenes Johanniskraut in eine Schüssel und übergießen Sie es mit erwärmtem Avocadoöl oder reinem Olivenöl. Die Schüssel abdecken und ca. 10-14 Tage ziehen lassen. Danach das Öl durch einen Filter abseihen.

Rauchen abgewöhnen

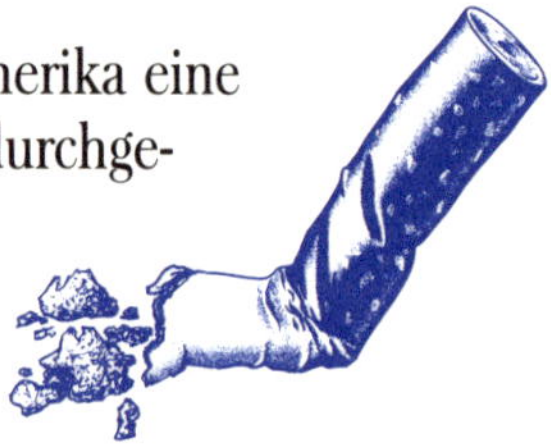

Vor ein paar Jahren wurde in Amerika eine Kampagne gegen das Rauchen durchgeführt. Das Anliegen war, den gewohnheitsmäßigen Griff nach der Zigarette bewußt zu machen und das Gehirn, bzw. das Unterbewußtsein, umzuprogrammieren. Mit folgender Methode wollte man das erreichen: Jedesmal, wenn ein Raucher nach seiner Zigarette greifen wollte, sollte ihn sein Partner unterbrechen und ihn oder sie mit einem Kuß davon abhalten. Diese Unterbrechung des bisherigen Verhaltensmusters durch eine neue Erfahrung sollte den Zigarettenkonsum verringern und letztlich zur Entwöhnung führen.
Ob diese Methode wirklich das gewünschte Ziel erreicht hat oder nicht, entzieht sich leider meiner Kenntnis. Trotzdem halte ich dieses Vorgehen für äußerst nachahmenswert! In jedem Fall ist eine Bereicherung der Lebensqualität zu erwarten – entweder für die Gesundheit und die Zuneigung oder zumindest was die Zuwendung des Partners betrifft! Wie denken Sie darüber?

Jeder Mensch nimmt die Welt, seine Umwelt, auf sehr unterschiedliche Weise wahr. Was die »Wahrheit« für den einen darstellt, muß noch lange nicht für den anderen die Wahrheit sein. Erst diese Erkenntnis und Einsicht läßt uns wirksam mit anderen kommunizieren.

Oregano – nicht nur für Pizza

Der Oregano ist in Asien und Südeuropa zu Hause. Er ist ein Bergkraut aus gemäßigtem, subtropischen Klima, man findet ihn aber auch überall in Europa an warmen und trockenen Plätzen wildwachsend. Er hat einen weit intensiveren Geschmack, als sein Verwandter, der Majoran – pfeffrig, bitterherb. Er gehört zur Familie der Lippenblütler und bildet

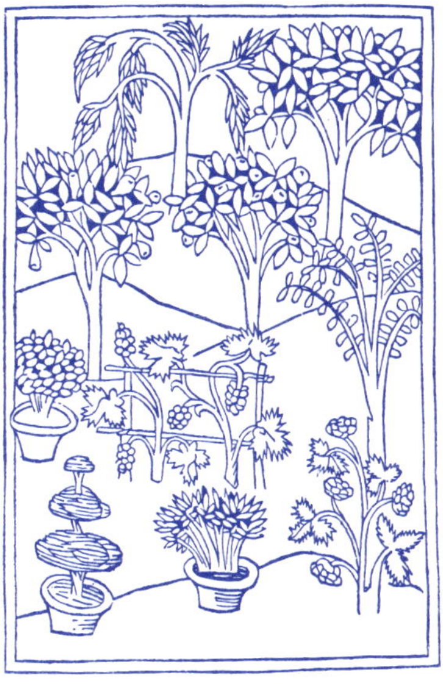

einen weit verzweigten Wurzelstock mit verholzten Ausläufern. Rötlich und fein behaart sind seine vierkantigen Stengel. Die Blättchen sind ebenfalls behaart, eiförmig und weisen Drüsenpunkte auf. Er blüht von Juli bis September büschelartig am Ende der Zweige in weiß oder rosa.

Oregano ist zwar ein klassisches Pizzagewürz, paßt aber bestens zu allen südländischen Fleisch- und Fischgerichten, zu Ragouts und Hackfleisch. Kocht man ihn mit, fördert er die Verdauung und macht fette Speisen bekömmlicher. Gegen Rheumatismus hilft er als Öl zum Einreiben und als Mischung mit

Kamille, Thymian, Andorn und anderen Kräutern wirkt er gegen Schmerzen jeglicher Art.
Züchten Sie Ihren eignen Oregano:
Er sollte, seiner Herkunft entsprechend, den wärmsten zur Verfügung stehenden Platz bekommen. Ab April kann er gesät werden, und sobald die Jungpflanzen erscheinen, müssen diese auf einen Abstand von etwa 20 cm ausgedünnt werden. Leichter ist es, im Frühjahr beim Gärtner ein paar Pflänzchen zu kaufen und sie anschließend durch Wurzelteilung zu vermehren. Er gedeiht im Freien am besten in Steingärten auf trockenem, durchlässigem Boden, wie auch Salbei, Rosmarin usw., kann aber auch im Balkonkasten gezogen werden. In jedem Fall braucht er viel Sonne. Geerntet werden können die jungen Triebspitzen den ganzen Sommer bis in den Herbst. Die beste Würzkraft hat der Oregano während der Blüte im Juli bis Oktober. Wer ihn trocknen möchte, sollte das Kraut in dieser Zeit ernten.

Zum Trocknen handhoch über dem Boden abschneiden und gebündelt an einem luftigen dunklen Ort aufhängen. Wenn sich die trockenen Blätter mit der Hand zerreiben lassen, sollten sie abgestreift und in gut verschließbarem Glas aufbewahrt werden. Im Vergleich zum frischen Kraut entsteht beim getrockneten und gerebelten Oregano kaum ein Aromaverlust. Vom frischen Kraut brauchen Sie tatsächlich mehr, um die gleiche Würze zu erreichen.
Überwintern: Soll die Pflanze über Winter im Freien

bleiben, decken Sie sie mit Kiefernreisig ab. Im Haus sollte die Raumtemperatur 15 °C nicht überschreiten. Wollen Sie auch im Winter ernten, so muß mit organischem Flüssigdünger unterstützt werden. In den Monaten November bis Januar sollte die Pflanze ruhen dürfen. Danach die Triebe bis dicht über dem Boden kürzen.

Geben ist gleichzusetzen mit Bekommen.
Wenn ich mich daran erinnere,
kann ich im anderen meine guten
Seiten wiedererkennen.

Avocadoöl

Das zartgrüne Öl wird auch von der empfindlichsten Haut ohne Reizung vertragen und ist somit ein Bestand vieler wertvoller Cremes. Gewonnen wird das Öl aus den Früchten des Avocadobaumes und ist überaus reich an Vitamin A, B, D, E, H, K, Lezithin und Phytosterin. Diese Kombination unterstützt die pflegende Wirkung des Avocadoöls, das sich zudem sehr fein auf der Haut verteilen läßt und bis in die obersten Hautschichten eindringt.

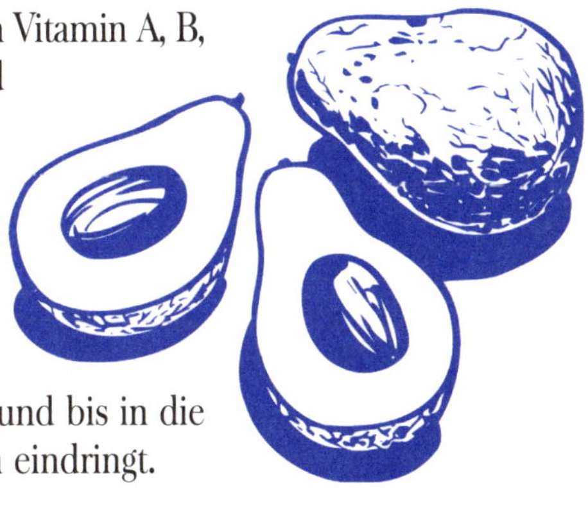

Bierhefe – Gesundheit und Schönheit

B-Vitamine sind lebenswichtig und in Bierhefe konzentriert enthalten. Sie verbessert den Allgemeinzustand und sorgt für schöne und gesunde Haut. Neben dem Vitamin B enthält sie pro 100 g noch 33% hochwertige Kohlehydrate, 58% Eiweiß, 1,3% Fett, Fol- und Pathothensäure. Sie schmeckt süßlich und paßt als Pulver oder Tablette zu Milch und Joghurt, ebenso wie zu Weizenkeimmüsli.

Ärgerlich, wenn Türen klemmen!

Was sind die Ursachen? Kann sein: Eine Wandverschiebung hat den Rahmen aus dem rechten Winkel gedrückt, dann muß die Tür dem veränderten Rahmen angepaßt werden. Lassen Sie in so einem Fall das Fundament von einem Bausachverständigen prüfen!

Kann sein: Feuchtigkeit verändert das Holz – bei modernen Türen aus Verbundplatten wird dies kaum der Fall sein. Bei Massivholztüren, die aus verzapften Rahmen und eingesetzten Füllungen bestehen, können Schwankungen von Raumtemperatur und Luftfeuchtigkeit die Türen verziehen. Sie müssen dann dem Rahmen wieder angeglichen werden.
Kann sein: Die Türen wurden bereits oft gestrichen, der Lack wurde immer dicker. Abschleifen!
Kann sein: Die Scharniere sind ausgeschlagen oder

die Schrauben gelockert, dann müssen die Scharniere ausgewechselt oder die Befestigungsschrauben wieder angezogen werden.

Apfel- oder Obstessig

Diese billigen und sehr vielseitigen Schönheitsmittel gibt es überall zu kaufen. Mit einem Essigbad erzielen Sie eine reine Körperhaut und vertreiben Müdigkeit. Eine wirklich erfrischende Dusche erreicht man, indem man vor dem Duschen den Körper mit Apfelessig einreibt. Glänzendes, weiches und gut frisierbares Haar bekommen Sie durch eine Essigspülung nach dem Waschen.

Wer zu Krämpfen und Steinbildungen neigt oder herzkrank ist, muß sich vorsehen, wenn der Warmfront eine Kaltfront mit kaltem und nassem Wetter folgt. Auch für Rheumatiker werden die Schmerzen stärker. Wunden heilen langsamer, und typische Erkältungen tauchen auf.

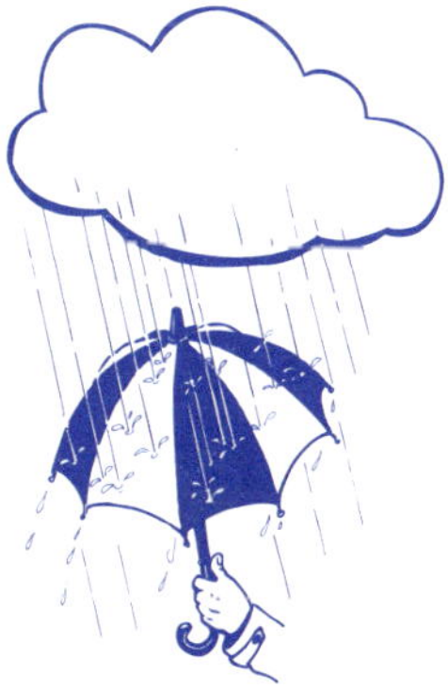

Jedes Problem birgt in sich selbst seine Lösung, ebenso wie jede Frage bereits die Antwort enthält. Die allmächtige Weisheit wird dem zu Hilfe eilen, der sie in gläubigem Vertrauen anruft.

Hoffnung gibt es nur für den, der glaubt.
Denn eine Hoffnung, die man sieht, ist keine
Hoffnung mehr. Was man bereits sehen kann,
braucht man schließlich nicht mehr zu hoffen.
Für den Gläubigen ist die Hoffnung etwas
Zuverlässiges und Sicheres.

Im Herbst und vor allem dann im Winter besinnt man sich auf die alten Bräuche, wie den **Hubertus Ritt**, das Wolfsaustreiben, bei dem die Buben mit Glocken, Geschrei, Peitschenknallen und allerlei Sprüchen durchs Dorf rennen, um die Wölfe vom Vieh fernzuhalten. St. Martin mit den vielen Laternenumzügen, Barbarazweig aufstellen, und nicht zu vergessen, das Beschenken an Sankt Nikolaus und Weihnachten. Allerdings fielen die Geschenke wesentlich bescheidener aus. Die Kinder mußten sich mit Äpfeln, Nüssen, Kletzen begnügen, nur ganz selten lagen auch mal ein Holzpferdchen oder eine kleine Puppe im Nikolausteller.

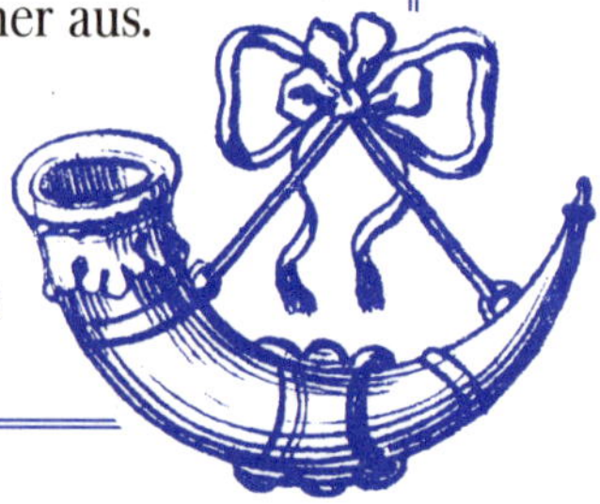

Was ist Salz?

Was wir als Salz bezeichnen, ist Kochsalz oder Natriumchlorid. Chemisch gesehen sind Salze Stoffe, die aus einer Reaktion von Basen und Säuren entstehen. Was wir als normales Tafelsalz kaufen ist nichts anderes als reines Natriumchlorid, das zu gleichen Teilen aus Chlorid und Natrium besteht.

Salz spielt eine wichtige Rolle für unseren Körper, denn ohne dieses kann er kein Wasser speichern. Hat er durch Schwitzen viel Wasser verloren, so kann er es nur wieder auffüllen, wenn dem Wasser Chlorid und Natrium zugeführt wird. 3 bis 5 g Natrium und Chlorid könnten allein aus pflanzlichen und tierischen Nahrungsmitteln unseren täglichen Salzbedarf decken, ohne daß wir zusätzlich Kochsalz benötigen. Da wir aber meist auch noch Kochsalz konsumieren, kommen wir auf einen durchschnittlichen Tageswert von 10 bis 15 g Natriumchlorid.
Ernährungswissenschaftlich ist diese Menge ungefährlich, wenn kein Bluthochdruck oder Herz-, Nierenleiden vorliegen. Wenn wir nun 10 bis 15 g Salz verzehren können, ohne daß es uns schadet, heißt dies noch nicht, daß nun salzarme Kost in jedem Fall Krankheiten vermeiden hilft.

Viele verschiedene Salze sind im Handel erhältlich, wie Meersalz, Selleriesalz, Gemüsesalz, Zwiebel- und Knoblauchsalz u. v. m.

Ein vielseitig verwendbares altes bäuerliches und zudem preiswertes Rezept lautet:

1 Pfund jodiertes Meersalz – 1 Teelöffel Cayenne-Pfeffer – 2 Eßlöffel weißer gemahlener Pfeffer – je 2 Teelöffel Pulver Majoran, Rosmarin, Thymian und Lorbeerblätter – 4 Eßlöffel feingemahlene Nelke – 4 Eßlöffel geriebene Muskatnuß

Alle Zutaten feingemahlen (gegebenenfalls durch die Pfeffermühle drehen) in einen Steingutbehälter füllen und gut durchmischen, dann langsam das Salz darunterrühren, bis alles gut vermischt ist. Das fertige Salz immer im gut zugedeckten Steingutbehälter aufbewahren. Dieses Salz schmeckt vorzüglich zu Fleisch, Wild, Fisch, Suppen und Saucen sowie zu Salaten, Gemüsen, Pasteten und ist auch für Beizen geeignet.

Gottvertrauen

Es genügt bei weitem nicht, an Gott zu glauben.
Es wird viel über Gott geredet und diskutiert.
Aber nur darüber zu reden, ist wie ein Hungriger, der
in ein Restaurant geht, die Speisekarte
liest und wieder weggeht, ohne etwas zu bestellen.

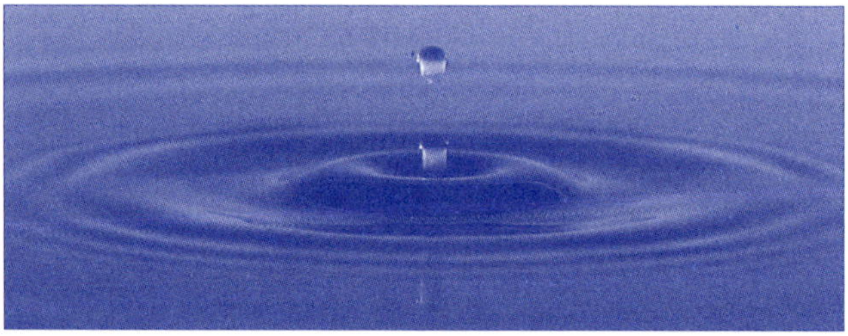

Mit dem Gottvertrauen verhält es sich ähnlich.
Nur wer auch etwas dafür tut, wird es wirklich
erlangen. Wir müssen durch tägliche
Gebete, durch Meditation und Taten wieder
zu ihm zurückfinden.

Allerseelen

Heute ist der Allerheiligen-Tag in Bayern ein Feiertag, früher war es Allerseelen. Man beschenkte sich mit Brezen, und in manchen Gegenden hängte man sie als Art Seelenopfer an die Grabkreuze. Später beschenkte man sich statt der Brezen mit Seelenzöpfen, was teilweise heute in ländlichen Regionen noch üblich ist. Vor allem die Paten und Patenkinder bekommen diese duftenden Hefestriezel, die von Ort zu Ort anders zubereitet werden, mit Rum oder Rosinen, aus Weizen- oder Roggenmehl, mit Milch oder nur mit Wasser, und der Formengebung ist auch keine Grenze gesetzt.

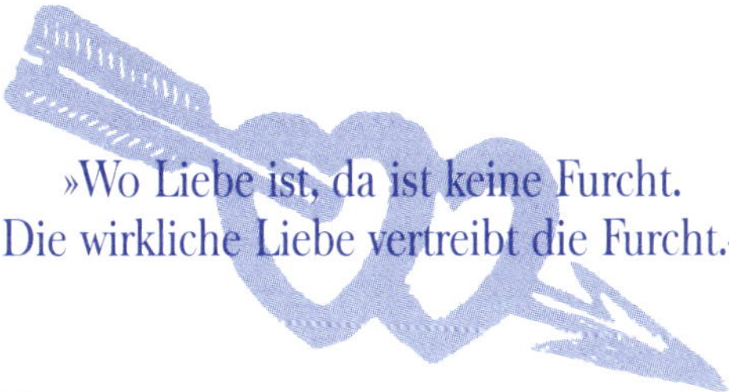

»Wo Liebe ist, da ist keine Furcht.
Die wirkliche Liebe vertreibt die Furcht.«

Das Alter

Hohes Alter bietet nicht die grauen Haare an, sondern die in vielen Jahren gesammelten Fähigkeiten, Weisheiten und Erfahrungen. Die Jahre zählen solange nicht, wie andere Dinge im Leben zählen. Wettbewerbe und Sieger gibt es auch im geistigen Sport. Das Körperliche weicht zugunsten des Geistes zurück. Das Geheimnis immerwährender Jugend ist Liebe, frohes Lachen, Freude und innerer Friede. Der Psalm 92,15 lautet: »Noch im Alter blühen sie auf, bleiben üppig und frisch.« Oder Hiob 33,25: »So blüht sein Fleisch wieder auf, mehr als zur Jugendzeit; er kehrt zu den Tagen seines Jünglingsalters zurück.« Man kann hohes Alter auch als die höchste Warte zur Betrachtung der göttlichen Wahrheiten verstehen.

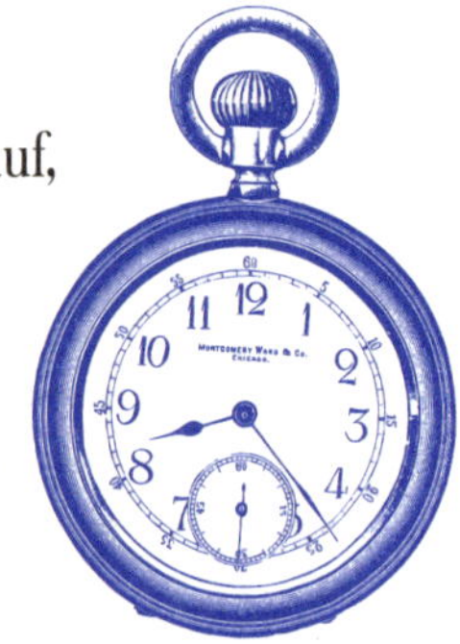

Weizenkeimöl

Das darin enthaltene Vitamin E sorgt für gutes Allgemeinbefinden sowie Energie und ist gleichzeitig ein überaus wichtiges Vitamin für die Schönheit. Neben Vitamin E enthält es noch hochwertiges Pflanzenlezithin, Vitamin A und einen größeren Anteil an ungesättigter Fettsäure.

Dieses hochwertige Öl bietet sich für die Schönheitspflege von innen und von außen an. Wertvolle Cremes enthalten oft Weizenkeimöl – für die innere Anwendung eignen sich Kapseln, die es in Reformhäusern und Apotheken zu kaufen gibt. Pures Weizenkeimöl zur Hautpflege hat zwar eine hervorragende Wirkung, jedoch den unangenehmen Nebeneffekt, daß ein leichter Fettfilm auf der Haut zurückbleibt.

Jeder Mensch ist so jung oder so alt
wie seine Denkweise.

Der Advent

Der Advent war wirklich noch eine stade, besinnliche Zeit, selbst so alltägliche Dinge wie Brotbacken, Nähen, Putzen, Holzmachen oder Mistfahren waren im Advent verboten, nur das weihnachtliche Backen lief reibungslos weiter. Man bereitete sich auch durch das große Advents-Fasten auf Weihnachten vor. Es gab neben den üblichen Fastenspeisen Erbsen, Linsen, Bohnen und dicke Suppen, die eine winterlich-wärmende Kost bildeten und die gleichzeitig den Eiweißbedarf deckten, denn außer der Hirgstsupp'n gab es fast keine Eiweißlieferanten, da die Hühner und Kühe ihre Produktion im Herbst und Winter drastisch einschränkten.

Rote Bohnen

Bohnenkerne werden über Nacht eingeweicht, weichgekocht und abgetropft. Man gibt sie mit reichlich gehackter Zwiebel in etwas Fett und fügt 2 Kaffeelöffel milden, ungarischen Delikateßpaprika hinzu. Die leicht aufgegossenen Bohnen werden noch gut durchgeschmort, mit Salz, Pfeffer, etwas Essig oder Senf und mit Tomatenmark oder Ketchup würzig süß-sauer abgeschmeckt. Wer es nicht ganz so spartanisch mag, kann sich ein Stück Geräuchertes oder Würste in den Bohnen mitkochen. Zum Schluß rührt man einen Löffel Sauerrahm unter und streut gehackte Petersilie darüber.

Hiob 22,28:

»Beschließt Du eine Sache,
wird's Dir gelingen,
und über Deinen
Lebensweg
strahlt ein Licht.«

Selbst ist der Mann!

Wie sollte die Grundausstattung für den Heimwerker aussehen? Das läßt sich in sechs Kategorien einteilen.

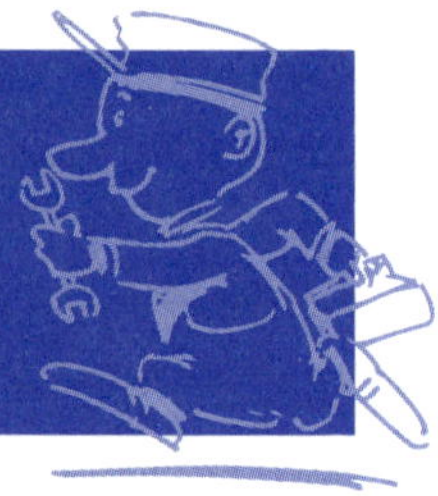

1. Universal einsetzbare Werkzeuge: Hammer, Schraubendreher, Schraub- und Klemmzwingen, Halte- und Schneidezange (Schneidezange = Seitenschneider, Haltezange = Rohrzange zum Halten und Schrauben).

2. Meßwerkzeuge: Unverzichtbar für genaues Arbeiten, Meterstab, Wasserwaage und Winkel.

3. Bohrmaschine: Auswechselbare Bohrer für Metall, Holz und Stein. Günstig sind hochwertige Bohrmaschinen mit elektronischer Drehzahlregelung und Rechts- und Linkslauf. Entsprechende Einsätze für Ein- oder Ausdrehen von Schrauben, zuschaltbare Schlagbohrvorrichtung für Dübellöcher in Beton und Stein.

4. Holzbearbeitungsgeräte: Hobel, Stemmeisen und Fuchsschwanz.

5. Metallbearbeitungsgeräte: Metallsäge und ein Satz Feilen.

6. Elektroarbeiten: Spannungsprüfer, Seitenschneider und isolierte Schraubendreher.
Achten Sie beim Kauf auf Qualitätswerkzeug! Billige Werkzeuge brechen schneller ab und werden stumpf!

Durch Gottvertrauen und
Lebenszuversicht
werden Zweifel und Ängste,
die Ihre Seele befallen,
sehr schnell vertrieben.

Falten in der Reisekleidung lassen sich gut entfernen, wenn Sie heiß duschen und die Kleidung dabei im Bad hängen haben. Der Dampf läßt die Falten verschwinden.

Mandelöl

Das geruchlose Mandelöl hat eine zarte gelbe Farbe und wird aus den Samenkernen des Mandelbaumes gewonnen. Mandelöl ist eines der wirkungsvollsten und ältesten Grundstoffe bei der Herstellung exquisiter Cremes, das von jedem Hauttyp problemlos vertragen wird.

Die Meteorologie bezeichnet schönes Wetter im September als **»Altweibersommer«**. Anders die Bauernregeln, die im November um Allerheiligen vom »Altweibersommer« sprechen. Beides wäre möglich, jedoch ist vom 1.-3. November die Wärme nicht so auffällig. Die Südostluft im Spätherbst bringt nicht die größte Wärme. Viel auffälliger dagegen ist die Wärme, die der Südwind so um den 8.-9. November bringt. Sehr häufig ist der 10. November besonders schön. Die Tage vom 8.-10. November werden wohl bei den Bauern als »Altweibersommer« angesehen.

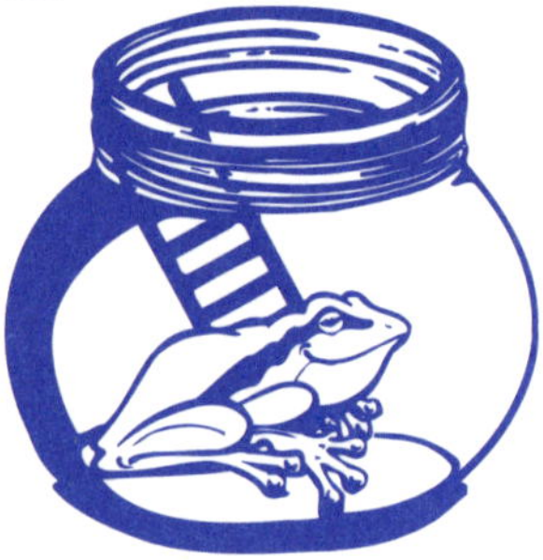

Ich schreite in meinem Leben und in jedem Lebensalter freudig und leicht voran, weil ich völlig in Harmonie und im Gleichgewicht bin.

Hagebuttenwein

1 kg reife Hagebutten, 2 l Wasser, Portwein-Reinzuchthefe, 800 g Zucker, Nährsalztabletten

Herstellung:
Anfang November vollreife Hagebutten erst nach dem ersten Reif ernten und an beiden Enden abschneiden. Wasser mit Zucker aufkochen und abkühlen lassen. Die Früchte in einen Ballon schütten

und mit der Zuckerlösung aufgießen. Nährsalz und Hefe jeweils nach Vorschrift zugeben und gut durchschütteln. Anschließend mit einer Gummikappe und dem Gärgefäß verschließen und an einen warmen Ort stellen. Nach ungefähr 10 Wochen auf Flaschen abziehen.

Zu beachten:
Früchte oder Beeren immer ganz frisch zum Gären ansetzen, denn zu lange Lagerzeiten können wilde Hefen und andere Mikroorganismen hervorrufen, die den Geschmack beeinträchtigen. –Hagebutten können noch zweimal mit gleicher Menge Zuckerwasser, aber ohne Hefe, angesetzt werden. Wobei der zweite Aufguß besonders gut schmeckt.
Wollen Sie eine kräftige Weinfarbe haben, erhitzen sie 100 g Zucker und dem Zuckerwasser von der Vergärung dem Wein hinzufügen.

Sie haben die Wahl:
Sie können sich als Gefangener
der menschlichen Gesellschaft sehen
oder aber als ihr Mitgestalter.

Kakaobutter

Ein hochwertiger Fettbestandteil in vielen Cremes, kann man die Kakaobutter auch als fein geraspeltes Produkt im Handel kaufen. Die reine Kakaobutter, ein gelbes, nach Schokolade duftendes Fett aus den Früchten des Kakaobaumes, wird von der Haut hervorragend und völlig reizlos vertragen und aufgenommen.

Das Leben ist unermeßlich und unendlich,
richten Sie Ihren Blick darum
immer nach vorne in die Zukunft!

Herstellung von Likören

Fruchtliköre entstehen durch Mischen von Fruchtsäften, Zucker, passenden Gewürzen und hochprozentigem Alkohol.

Verwendet werden kann Kirschwasser, Kornbranntwein, Cognac, Weingeist oder Hausbranntwein.

Zu beachten:
Liköre aus Hagebutten, Schlehen oder schwarzen Johannisbeeren sollen ohne Gewürze hergestellt werden. Schlehen sollten vor der Verarbeitung noch Frost abbekommen. Bei Verwendung von destilliertem Wasser als Zusatz bleibt der Likör klar.

Erdbeerlikör

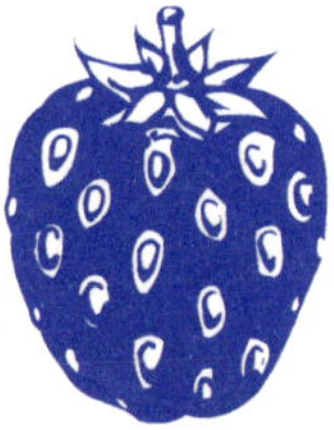

1 l Weingeist - 1 l Erdbeersaft - 1 l destilliertes Wasser und 1 kg Zucker

Es gibt zwei Herstellungsmöglichkeiten:
1. Mit einer Gabel die Früchte zerdrücken, Gewürze und Alkohol hinzufügen und in

eine Flasche füllen. Diese für fünf Wochen an einen sonnigen Platz stellen und anschließend filtern. Das Wasser mit dem Zucker aufkochen und über die Filterrückstände gießen. Danach zur Alkohol-Frucht-Mischung geben und alles gut vermischen. In Flaschen füllen, gut verschließen und dunkel aufbewahren.

2. Wasser mit dem Zucker und den Gewürzen kochen und abkühlen lassen. Mit Alkohol und Saft mischen, in eine Flasche füllen und fünf Wochen an einen sonnigen Platz stellen.

Kommt ein **Tiefdruckgebiet**, eine sogenannte Front, auf uns zu, sinkt ein ohnehin schon niedriger Blutdruck noch mehr ab, und die davon Betroffenen fühlen sich sehr schlecht. Auch verändert sich unser Blut, wobei die Anzahl der weißen Blutkörperchen rasch ansteigt, die roten leichter zusammenklumpen als sonst. Darum besteht eine erhöhte Gefahr für Embolien oder Thrombosen. In solchen Fällen wirkt ein Aspirin günstig, weil blutverdünnend, wohingegen andere Medikamente negative oder gar keine Wirkung haben können. Magengeschwüre und Depressionen fühlen sich wohl bei diesem Wetter.

Ist auf der Herdplatte **Milch übergelaufen** oder im Backofen etwas ausgelaufen, sofort reichlich mit Salz bestreuen, so kann man das Verbrannte anschließend leicht wegbürsten.

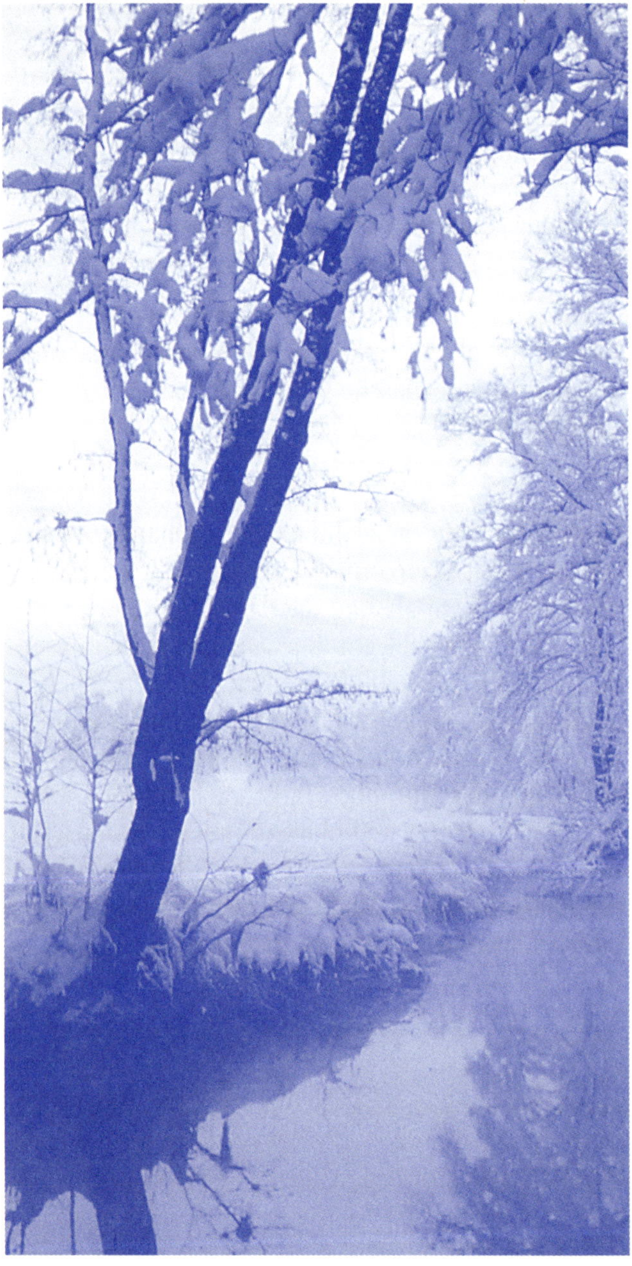

Im Winter

Der Winter im Mondjahr

(laut 100jährigem Kalender)

Dezember: Insgesamt ein trüber und kalter Monat mit einem Katastrophentag am 2. und Regen darauffolgend. Harte Kälte beginnt um den 10. Während der 13. sehr schönes Wetter bringt, zeigt sich der 14. überaus stürmisch. Sehr kalt und naß geht es ab dem 15. weiter mit möglichen heftigen Schneefällen. Danach kann man bis Weihnachten mit freundlichen Tagen rechnen, danach ist wieder schlechtes Wetter angesagt, und dieses bleibt bis zum Monatsende.

Januar: Sehr kalt und sehr viel Schnee mit heftigen Winterstürmen am 9. und 19. Um den 24. werden starke Schneefälle erwartet, und der Ausklang dieses Wintermonats meldet zwischen dem 28. und 31. sehr windige und kalte Tage.

Februar: Viele Niederschläge, sowohl Regen als auch Schnee, mit Kälte bis zum 12. Dann wird es merklich besser und trockener. Heftiger Schneefall ist dann noch am 22. möglich, wobei jedoch der Schnee nicht liegen bleibt. Kälte gibt es noch einmal am 28. Februar.

März: Kalt, regnerisch und windig sind noch die ersten Tage bis zum 7. März. Damit ist aber dann die Macht des Winters zu Ende. Danach dürfen wir uns schon auf recht angenehm warme Vorfrühlingstage freuen.

Wenn ich will, kann ich immer
einen Grund finden, um jemanden zu loben.
Wenn ich ihn lobe, zeige ich ihm, daß ich
ihn anerkenne, und damit finde ich in
ihm einen Freund.

Haben Sie ein gutes Erinnerungsvermögen?

Falls nicht, könnte es möglicherweise daran liegen, daß Sie Ihre Augen nicht in die notwendige Stellung bringen, um Zugang zu den Informationen zu finden, die in Ihrem Gehirn gespeichert sind. Wenn Sie sich das Bild eines Ereignisses vor ein paar Tagen vergegenwärtigen wollen, so sollten Sie dabei nach links oben blicken, und Sie werden sich schnell erinnern. Richten Sie Ihre Augen dabei z. B. nach rechts unten, so wird das kaum gelingen. Die Augen eines Menschen gehen nach links oben, wenn er sich ein Bild aus der Erinnerung holen will. Um aus der Erinnerung etwas zu hören, gehen die Augen in Richtung des linken

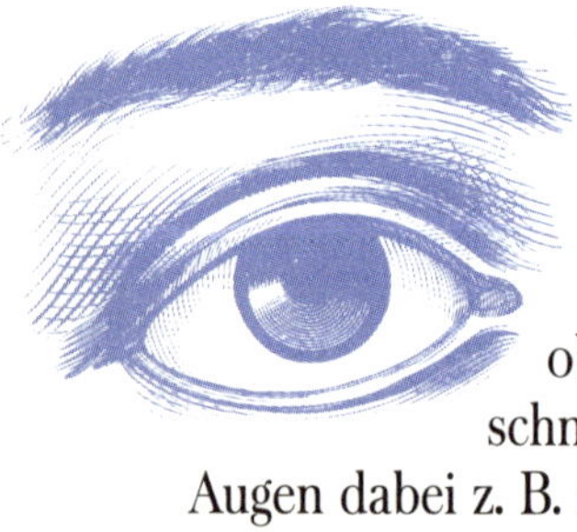

Ohres. Gehen die Augen nach rechts unten, so sucht er nach Empfindungen und körperlichen Gefühlen in seiner Erinnerung. Die Seiten vertauschen sich nur bei etwa 5-10% der Menschen, z. B. bei Linkshändern oder Beidhändern.

Schlafstörungen

Leiden Sie unter Schlafstörungen? Diese können sehr viele unterschiedliche Ursachen haben. Vorbeugend können Sie jedoch darauf achten, abends keine schweren Speisen mehr zu sich zu nehmen, grüner Salat mit Dill, z. B., wirkt bereits schlaffördernd. Machen Sie einen kleinen ruhigen Abendspaziergang usw.

Eine Tasse **Heilkräutertee**, z. B. Melisse oder Baldrian, können bereits Hilfe bringen. Duftende Kräuterkissen mit schlaffördernden Heilkräutern gibt es in der Apotheke.

- Ein Glas hopfenreiches warmes Bier beruhigt die Magennerven und fördert ebenfalls das Einschlafen.

- Ein altes bewährtes Hausmittel läßt sich ebenfalls leicht herstellen: Auf ein Glas Rotwein 1-2 Eßlöffel Quark einrühren und trinken.

- Ein gutes Rezept nach Pfarrer Kneipp: Ein Paar nasse Socken anziehen und darüber trockene Wollsocken. Das Ergebnis sind warme Füße, die ebenfalls dem besseren Einschlafen dienen.

– Ein lauwarmes Duschbad (32-37 Grad) ca. 20 Minuten lang genießen, anschließend nicht abtrocknen, sondern das Wasser nur mit der Hand abstreifen und in Nachthemd oder Schlafanzug schlüpfen und sofort ins Bett!

– Noch ein Tip: Nicht nur ein Fenster, sondern zwei öffnen (jedoch Zugluft vermeiden!) - bei leicht bewegter Luft schläft man besser!

Sägemehl

Zwei Teile Blumenerde und ein Teil Sägemehl beim Umtopfen von Zimmerpflanzen gemischt, bekommt den Pflanzen außerordentlich gut.

Schlachten

Im Winter ging früher das große Schlachten los, nicht nur auf dem Land, sondern auch in der Stadt. In den Hinterhöfen und Waschküchen wurde geschlachtet, mußten doch Schinken, Speck, Würste, Preßsack und die Bratenwürste an Weihnachten und zu den großen Feiertagen in Hülle und Fülle vorhanden sein, da man sich gegenseitig gerne besuchte. Keine Hausfrau oder Bäuerin wollte hinter der anderen nachstehen oder gar in ein schlechtes Licht kommen, indem man ihr nachsagen

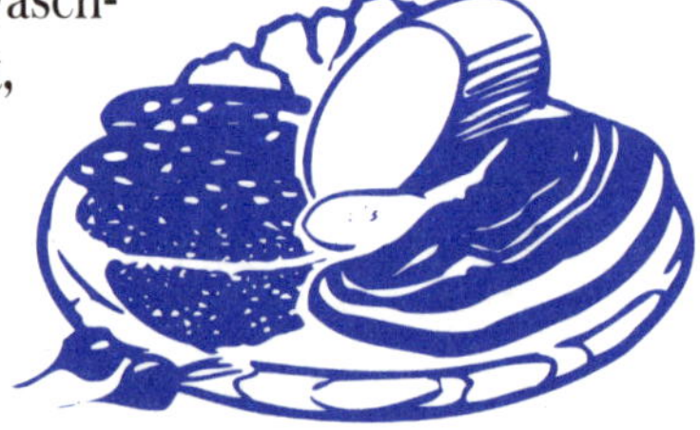

könnte, sie sei geizig. Also wurde aufgetischt, was Küche und Speisekammer hergaben. Das Schlachten artete meist in ein Gelage mit Musik und Tanz aus. Es war ja immer so, daß einige Leute zusammenhalfen, und abends wurden dann gleich die ersten Köstlichkeiten der Sau, die Blutwurst und die Brittsupp'n, wie die Kochbrühe von Blut- und Leberwürsten in Bayern heiß mit einem großen Stück Brot probiert. Die Suppe wurde besonders gut, wenn einige Würste in der Brühe aufplatzten und sie dadurch gehaltvoller wurde. Die Saubladern (Blase) fand auch vielerlei Verwendung. Sie wurde aufgeblasen, getrocknet und entweder für die Kinder als Fußball, für die Männer als Tabaks- oder Schnupftabaksbeutel und für die Frauen als Geldbeutel und zum Verschließen der Schmalztöpfe verwendet. Aus dieser üppigen Zeit ist uns ein deftiges Rezept geblieben, die:

Gefüllte Schweinshaxe

Eine große Schweinshaxe wird vorsichtig vom Knochen befreit und auf der schmalen Seite zugenäht. Man macht eine Semmelfülle aus 3 alten Semmeln, die mit etwas lauwarmer Milch eingeweicht werden, 1 Ei, etwas Salz, Pfeffer und Muskatnuß, einer halben klein gewürfelten Zwiebel und einem halben Bund Petersilie. Damit die Fülle eine kräftige Note erhält, gibt man eine gehackte Essiggurke, reichlich Speckwürfel und Majoran daran. Diese Fülle gibt man in die

Haxe, näht auf der offenen Seite ein Stück Schwarte darauf und brät sie bei 200 °C im vorgeheizten Rohr. Man begießt sie immer wieder mit dem austretenden Bratensaft oder mit dunklem Bier, bis sie schön braun und knusprig ist.

Meine Gedanken sind kreativ,
und der Denker bin ich selbst.
Die Wahl, was ich denke, liegt bei mir.
Deshalb wähle ich liebevolle Gedanken
für mich und anderen gegenüber.

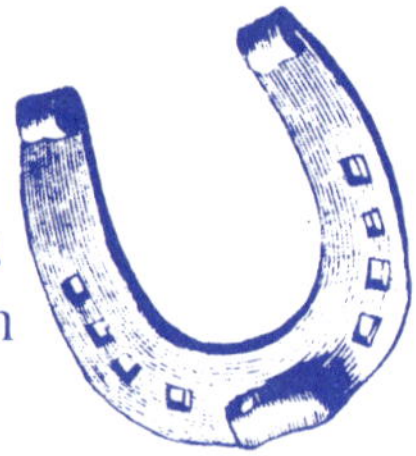

Teppichreste

Reste neuer Auslegeware sind als warme Einlegesohlen für Winterschuhe und Gummistiefel sehr gut geeignet.

Winteranfang 21. Dezember

Dieser Tag ist auch der Tag des heiligen Thomas. Er ist von besonderer Bedeutung, weil ihm die längste Nacht des Winters vorangeht.

Dieser Tag ist ein Los- oder Rauhtag. An diesem Tag gingen früher die Kinder oder die Armen mit Körben herum, um Schmalzgebackenes, ein Stück Fleisch,

Speck oder das erste Weihnachtsgebäck von den Bäuerinnen zu bekommen. Dabei hatten sie ein Sprüchlein, das sie jedesmal beim Anklopfen sagten:

»Nudeln raus, Kletzen raus,
oder mir hau'n a Loch ins Haus.«

Später wollten die Kinder dann keine Naturalien mehr, sondern sie wandelten ihr Sprüchlein ab und wollten dafür einige Pfennige und Zehnerl.

Tipp-Ex

Kratzer oder Schrammen verschwinden auf weißen Schuhen, wenn man sie mit Tipp-Ex einreibt.

Der Name **Rauhnacht** oder Rauhtage hängt mit der reinigenden Kraft des Rauches zusammen, denn in dieser Zeit wurden die Häuser, das Vieh und auch vielerlei Nahrung, besonders das Brot, und zwar die eigens dafür gebackenen »Rauchwecken«, »geraucht«. Vor allem Kletzenbrote wurden in den drei wichtigsten Rauhnächten, an Weihnachten, Silvester und Neujahr »geraucht«. Insgesamt gab es 12 Rauhnächte, und zwar entweder vom Thomastag bis Silvester oder von Weihnachten bis Hl. Dreikönig gerechnet, je nach Gegend. Diese Tage und Nächte zwischen den Zeiten waren ganz dem Brot gewidmet und vor allem dem Kletzenbrot, das sogar Orakel war. Wenn nämlich ein Bursch von seinem Dirndl am Stephanitag eine glatte Scheibe bekam, dann wußte er: Es stimmt zwischen uns. Bekam er aber eine rupfige oder bröselige Scheibe, so bedeutete das das Gegenteil und man konnte auf kein gutes Jahr in der Beziehung hoffen.

Denke ich daran, jemandem eine Freude zu bereiten, so bin ich der Erste, der sich darüber freut. – Ebenso verhält es sich, wenn ich mir vorstelle, jemanden zu verletzen, so werde ich der Erste sein, der den Schmerz des Verletzen empfindet. Nur das, was ich gebe, kann ich auch bekommen. Die Wahl liegt bei mir! Gebe ich das, was ich bekommen möchte?

Interessantes: Geburtenhäufigkeit

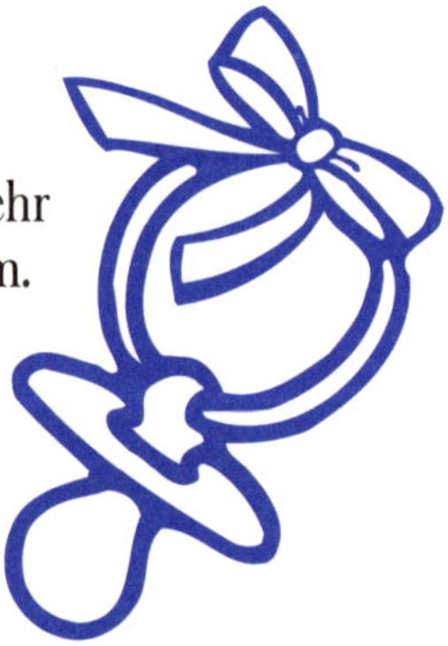

Bei abnehmendem Mond finden mehr Geburten statt, als bei zunehmendem. Die meisten Geburten fallen auf die Tage um den Vollmond, während die niedrigste Geburtenrate auf die Neumondzeit fällt.

WIND – Südwest

Neben dem Westwind ist der Südwestwind der häufigste unserer Winde. Im Winter bringt er uns mildes Wetter und selbst im Sommer noch leichte Wärme.

Von Juli bis Februar weht er sehr häufig, im September läßt er etwas nach. Im April und Mai weht er seltener.

WIND – West

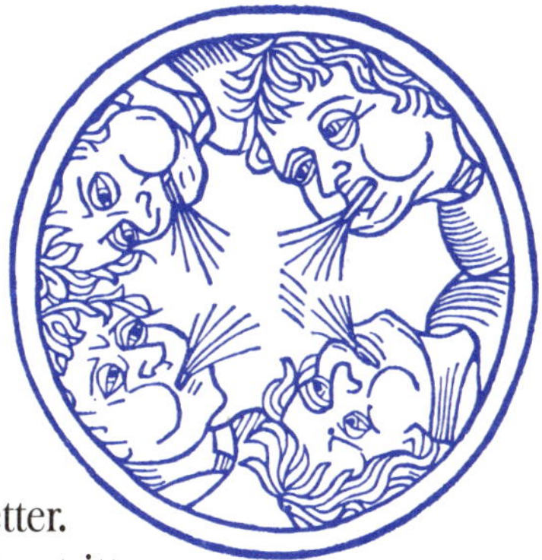

Der typische Sommerwind ist der Westwind. Er ist der Wind, der bei uns am häufigsten weht. Mildes Wetter bringt er im Winter, im Sommer dagegen kühles. West, Südwest und Süd führen gerne Regen mit oder sind der Auftakt zum Regenwetter. Mitte Juni bis Anfang September tritt er besonders oft auf.

WIND – Nordwest

Dieser Wind beschert uns zu allen Jahreszeiten kühles Wetter, das obendrein noch sehr oft mit Schauerniederschlägen verbunden ist. Juni und Juli weht er sehr oft, nicht so häufig im November und Dezember.

WIND – Nord

Der Nordwind bringt zu allen Jahreszeiten Kälte zu uns. Sehr oft weht er im April, Mai und Juni. Nicht so häufig von Oktober bis Januar.

WIND – Nordost

Im Mai hat der Nordostwind seinen großen Auftritt. Am 21. und 22. Mai weht er am häufigsten. Zu den Eisheiligen beschert er uns gerne Frost. Kühle und

Kälte, aber auch schönes Wetter, bringt er zu allen Jahreszeiten mit. Die kühle Nordostluft erwärmt sich im Sommer jedoch sehr schnell. Im Juli und August tritt er selten auf. In einem Zeitraum von 100 Jahren ist er noch nie am 23. Juli aufgetreten.

WIND - Ost

Das beste und schönste Wetter bringt uns meistens der Ostwind. Im Sommer bringt er die Hitze, im Winter die Kälte. Da der Ostwind beständig ist, hält er sich meist mehrere Tage. Februar und März sind seine Monate, Ende Juli bis Ende September weht er selten.

WIND - Südost

Den Südostwind erleben wir nicht sehr häufig. Aber wenn er weht, bringt auch er meist schönes Wetter mit. Im Sommer Hitze, im Winter Kälte, Frühjahr und Herbst Wärme. Er tritt im Januar, Februar und November etwas öfter auf, von Juni bis August sehr selten.

WIND - Süd

Der Südwind steht zwischen den Fronten. Er taucht oft zum Ende des schönen Wetters auf und ist der Auftakt zum Regenwetter. Er bringt jedoch immer Wärme mit. Von Oktober bis Februar tritt er oft auf, von Juni bis August dagegen selten.

WIND- allgemein

Allein der Westwind hat im Sommer seine großen Auftritte, wohingegen der Ost, Südost, Süd und Nordost im Sommer uns nur selten ein Gastspiel geben.

Viele Menschen leiden unter **Übergewicht** – und sie »leiden« wirklich darunter. Zahllose Diäten werden ausprobiert, meist nicht durchgehalten, und wenn doch, so bleibt der Erfolg nicht lange erhalten, und sie nehmen wieder zu. Möglicherweise tragen sie in ihrer Vorstellung immer ein Bild mit sich, das sie dick zeigt. Sie sollten sich selbst überlisten, indem sie in ihrer Vorstellungskraft ihr Spiegelbild eingehend betrachten, das jedoch keine überflüssigen Pfunde mehr vorzeigt. Ihr Unterbewußtsein wird versuchen, die Realität Ihrer Vorstellung anzupassen! (Allerdings sollten Sie sich realistischen Vorstellungen hingeben, z. B. vom Knochenbau her breite Hüften können Sie sich nicht knabenhaft vorstellen, sondern eben ohne den verhaßten Speckring!)

Aus irgendwelchem Anlaß sind Sie gerade niedergeschlagen. Gefällt Ihnen dieser Zustand? Nein? – Dann sollten Sie schnell etwas dagegen tun! – Am wirksamsten ist dies möglich, indem man sich an ein Ereignis erinnert, bei dem man besonders erfolgreich war oder besonders große Freude erlebt hat. Versetzen Sie sich in diese Szene so intensiv wie möglich! Versuchen Sie, diese Gefühle nochmals zu durchleben. Es wird nicht lange dauern, bis Sie sich wieder wohler fühlen!

Der Brauch des **Lebkuchenbackens** in der Weihnachtszeit geht bis ins 16. Jh. zurück, und zwar waren es als erstes die Nonnen in den Klöstern, die dieses köstliche Gebäck herstellten. Denn in den Klöstern wurde sehr früh schon die Bienenzucht betrieben, um Honig, Met und vor allem Wachs für ihre Kerzen zu haben. Die Gewürze brachten Kreuzritter aus dem Orient mit, später blühte in Venedig damit der Handel. Und so mancher »Pfeffersack« ist über den Lebkuchenweg reich geworden. Daher spricht man auch von Pfefferkuchen, obwohl Pfeffer nie darin verwendet wurde, sondern nur der Nelkenpfeffer, den man heute Kardamom nennt und die scharfe Ingwerwurzel.

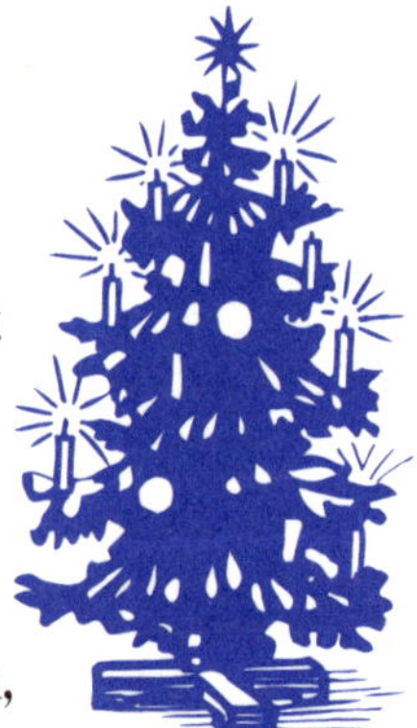

Das **Weihnachtsfest** wurde früher mit dem Gang zur Mette begonnen. Jeder machte sich auf den Weg, egal wie weit man auch hatte. Mit Laternen ausgerüstet stapfte man durch die kalte, verschneite Winternacht, um dem Christuskind die Ehre zu erweisen. Als man dann wieder nach Hause kam, wurde man mit der warmen Mettensuppe, einer fetten Brühe mit Blut- und Leberwürsten oder der »Englspeis«, einer Schlachtschüssel mit Kraut und verschiedenen Würsten, belohnt. Danach kamen Küchl, Kletzenbrot und Nüsse auf den Tisch. Das war der Heilige Abend. Die bescheidene Bescherung erfolgte erst am nächsten Morgen, und daran schloß sich ein großes Schmausen mit Karpfen, Gans, Truthahn, Wild, Bratäpfeln und vielem Gebäck.

Ein delikates Weihnachtsgericht ist:

Hirschfilet im Festgewand

Ein gut abgelagertes Hirschfilet wird gespickt und mit Salz, Pfeffer und etwas Rosmarin gewürzt und rundum kurz scharf angebraten. Während man es etwas abkühlen läßt, bereite man eine Farce aus einer halben gehackten Zwiebel, Speckwürfelchen und ein wenig Tomatenmark, streicht diese Masse auf einen ausgewellten Blätterteig, legt das Fleisch darauf und schlägt es sorgfältig im Teig ein. Man bestreicht die Hülle mit einem verschlagenen Eidotter und bäckt das Filet bei 200 °C etwa 30-40 Minuten im Rohr. Es muß innen noch schön rosa sein. Dazu kann man Steinpilze oder Champignons reichen.

Angstzustände können die unterschiedlichsten Auslöser haben. Oft sind es tatsächlich psychische Störungen. Dennoch können in manchen Fällen verschiedene Teemischungen sehr hilfreich sein.

Rezept 1: 15 g Fenchel, 35 g Melisse, 15 g Rosmarin – 3mal täglich 1 Tasse

Rezept 2: 15 g Baldrian, 30 g Fenchel, 15 g Hopfen, 25 g Melisse, 25 g Pfefferminze

Rezept 3: 15 g Baldrian, 15 g Hopfenzapfen, 35 g Pfefferminze - 3mal täglich 1 Tasse

Vor dem Einschlafen entspanne ich mich und nehme mir einige Minuten Zeit, um mir die Durchführung eines guten Vorsatzes genau vorzustellen. Bin ich bereit, diesen Vorsatz als Bestandteil meiner Träume zu erleben?

Sandpapier

Ein Stück Sandpapier mit der Schere durchschneiden läßt diese wieder scharf werden. Es reinigt auch verschmutztes Velourleder wieder hervorragend. Kleidung leicht abschmirgeln.

Schneefälle treffen bei uns meistens dann ein, wenn frische Polarluft einbricht. Die Polarluft gelangt über das Meer zu uns, darum ist sie auch erst um den 1. Februar herum am kältesten. Ebenso ist der Schneefall erst um diese Zeit ergiebiger. Vor dem 25. Oktober oder nach dem 5. Mai sind im Flachland Schneefälle selten.

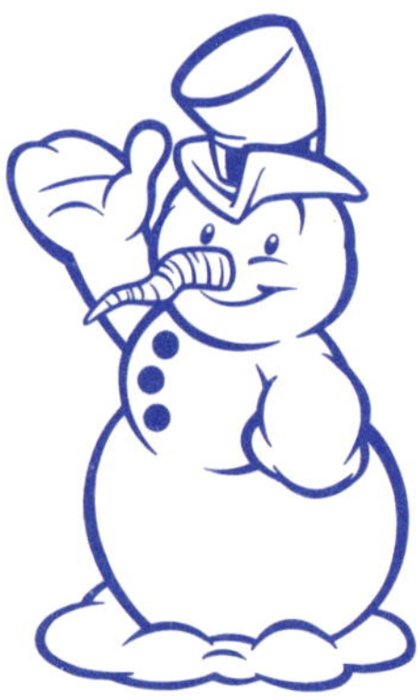

Haferflocken

Haferflockenbrei macht rauhe Hände wieder samtweich.

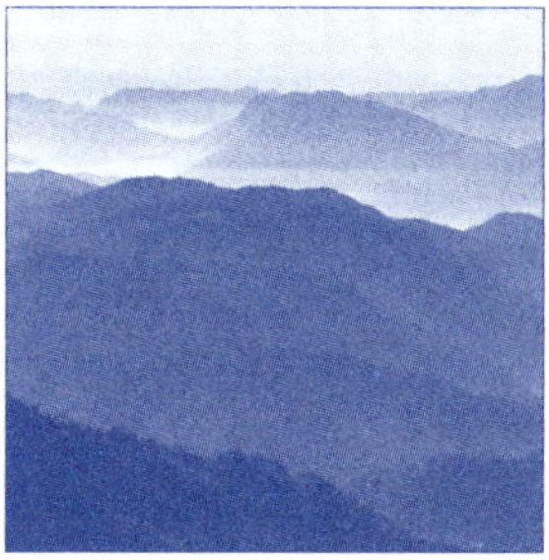

Fragen Sie sich, ob Sie positiv
über sich und andere denken und reden wollen
oder statt dessen lieber kritisieren?

Kaffee

Vermischt man ihn mit Waschpulver, so werden schwarze Woll- und Jerseysachen völlig sauber ohne sie auszubleichen. Die Paste einfach in die Waschmaschine geben.

Angst ist kein Grund, sich von
positiven Aktivitäten abhalten zu lassen!

Mit dem Weihnachtsfest ist wohl die dunkelste Zeit zu Ende. Denn jetzt werden die Tage wieder länger, wenn man auch in den ersten Wochen noch nicht allzuviel davon bemerkt. Überall beginnt eine Regsamkeit, und neue Lebensgeister kehren in die Menschen zurück. Besonders auf den Bauernhöfen war es früher so, daß nach Weihnachten und den anderen Festtagen allmählich wieder die Arbeit auf dem Hof und in den Wäldern aufgenommen wurde. Auch heute ist die Zeit zwischen den Jahren eine etwas ruhigere, in der sich die Menschen Ruhe und Muße gönnen.

Für das Wachsen des Tages ist uns aus früheren Zeiten ein Sprichwort überliefert, das wirklich seine Gültigkeit hat, wenn man darauf achtet:

»Der Tag wächst zu Neujahr um einen Hahnenschritt, Drei Könige einen Hirschensprung, zu Sebastian eine ganze Stund' und um Lichtmeß zwei.«

Johannistag, 27. Dezember

Es gibt einen Winter- und einen Sommer-Johanni, und beide waren Lieblingsheilige und hochgeschätzte Patrone. Der Evangelist Johannes war sehr stark ins Volksbewußtsein eingegangen. Man trank an seinem Tag die allbeliebte Johannisminne und wünschte sich bei einem Glas Wein oder Most Glück und Segen.

Ein Teil wurde das Jahr über aufgehoben, damit Brautleute auf ihr Brautversprechen trinken konnten oder Kranke einen Stärketrunk bekamen.

Silvester

Mit dem Jahresende und dem Beginn des neuen Jahres stellt man sich oft die Frage: Was mag das neue Jahr wohl bringen? Aus dieser Frage heraus haben sich je nach Gegend viele verschiedene Sitten und Bräuche entwickelt, wie das Bleigießen, Pantoffelwerfen, Kartenlegen und das Karpfenessen. Vom Karpfen muß eine große Schuppe im Geldbeutel aufgehoben werden, damit einem ja das Geld nicht ausgeht. Wer keinen Karpfen mag, bereitet sich wenigstens einen Heringssalat, denn sauer macht bekanntlich lustig. Natürlich darf an diesem Tag auch der traditionelle Silvesterpunsch nicht fehlen.

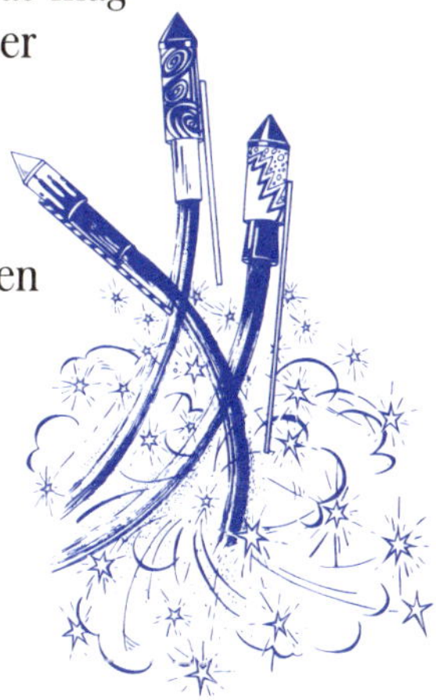

Silvesterpunsch aus Weißwein

Man bereitet einen Liter Schwarzen Tee, wärmt drei Liter guten Weißwein, er darf nicht kochen! Dann preßt man einige Orangen und eine Zitrone aus und gibt den Saft zusammen mit 150 g Zucker (kann auch mehr sein), einer Stange Zimt, einigen Nelken, einigen Stückchen Ingwer und einer Vanilleschote zum Wein. Darauf gießt man den Tee und läßt den

Punsch einige Stunden ziehen. Kurz vor dem Servieren wärmt man den Punsch und gibt mindestens 1/8 l weißen Rum dazu.

Schuhcreme

Farblose Schuhcreme auf stumpfe und fleckige Marmor-Fensterbänke auftragen, läßt sie unempfindlicher und pflegeleichter werden.

Die härteste Arbeit, die es gibt, ist Denken.
Darin liegt wahrscheinlich die Ursache dafür,
warum sich nicht allzu viele damit befassen.

Husten und Bronchitis

Hartnäckiger Husten verbunden mit Auswurf kennzeichnet diese Krankheit. Etwa 10 Prozent der Erwachsenen unserer Bevölkerung leidet darunter. Sie wird dann als chronisch bezeichnet, wenn sie sich in zwei aufeinanderfolgenden Jahren jeweils für mindestens drei Monate mit Verschleimung äußert. Die chronische Bronchitis bringt Kräfteverfall, Müdigkeit, Schwäche und Mundgeruch mit sich. Wenn sie nicht behandelt wird, treten Veränderungen an der Lunge auf. Nachfolgend hilfreiche Tees:

Rezept 1: 25 g Gundelrebe, 25 g Quecke, 25 g

Schafgarbe, 25 g Wegerich – auf 1/4 Liter Wasser, 2 Eßlöffel, 3mal täglich

Rezept 2: 25 g Anis, 20 g Kreuzblume, 20 g Lygodium japonicum, 20 g Zinnkraut

Rezept 3: 25 g Emilia sonchifolia, 25 g Frauenmantel, 35 g Lungenkraut, 35 g Vogelknöterich

Speiseöl

Neue Schuhe mit Speiseöl einreiben, verhindert Schnee- und Wasserränder. Auf Ton-Übertöpfen entfernt es häßliche Kalkränder.

Zu diesem besonderen Feiertag, dem **Jahresbeginn,** gab es die verschiedensten Bräuche und Sitten, um das Jahr gut anzufangen, wie z. B. das Neujahrsanblasen, Neujahr abgewinnen (war früher bei den Kindern ein beliebter Brauch, denn wer als erster den anderen beglückwünschte, bekam ein kleines Geldgeschenk), oder im Fränkischen das »Fitzeln« der Paten. Die Kinder fitzelten die Erwachsenen, besonders ihre Paten, die diese leichten Schläge lachend entgegennahmen und dafür Geschenke austeilten. Im Niederbayerischen hat

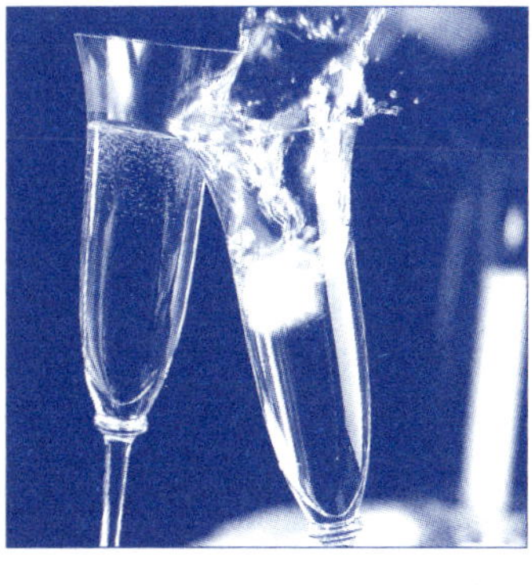

man darauf geachtet, daß der Neujahrstag möglichst glatt verläuft, denn so wie der erste Tag wird, sollte das ganze Jahr werden. Der Herd durfte an Neujahr ebensowenig ausgehen, wie das Geld im Geldbeutel oder die Schmalznudeln und Hobelspäne in der Schüssel der Bäuerin.

Schmalznudeln

Aus 500 g Mehl, 30 g Hefe, 2 Eidottern, 60 g Zucker, etwa 1/4 l Milch, 80 g weicher Butter, einer Prise Salz und in Rum eingeweichten Rosinen schlägt man einen sehr glatten Hefeteig. Man muß ihn tüchtig schlagen, bis der Teig Blasen wirft. Nun sticht man mit einem Eßlöffel nußgroße Stücke ab und formt diese zu runden Nudeln. Man läßt sie zugedeckt gehen, bis sich ihre Größe etwa verdoppelt hat. Danach nimmt man sie mit beiden Händen in der Mitte und dreht sie dann so herum, daß der Rand gleichmäßig dick wird und das Innere hauchdünn ist. Die Küchel werden vorsichtig in heißes Butterschmalz gelegt und schwimmend ausgebacken. Sind sie auf einer Seite schön goldbraun, werden sie umgedreht und auf der anderen Seite nochmals gebacken. Man kann sie mit Puderzucker bestäuben und zum Kaffee reichen oder, wie es im Rottal Sitte ist, ungezuckert zu jeder Art von Suppe essen.

Hobelspäne

350 g Mehl, 60 g weiche Butter, 2 Eßlöffel Zucker, etwas Salz, abgeriebene Zitronenschale, 1 gestrichenen Kaffeelöffel Backpulver und etwas sauren Rahm oder Topfen (Quark) verknetet man zu einem halbfesten Teig, der nicht zu dünn ausgewalkt wird. Man schneidet den ganzen Teig quer durch in knapp fingerbreite Streifen und legt diese Bänder in heißes Fett. Dann rührt man mit dem Kochlöffel einmal um, damit sich die Hobelspäne schön ringeln. Sie werden goldbraun gebacken, abgetropft und mit Zimt-Zucker überstreut.

Januar recht kalt und klar, gibt ein gutes Erntejahr!

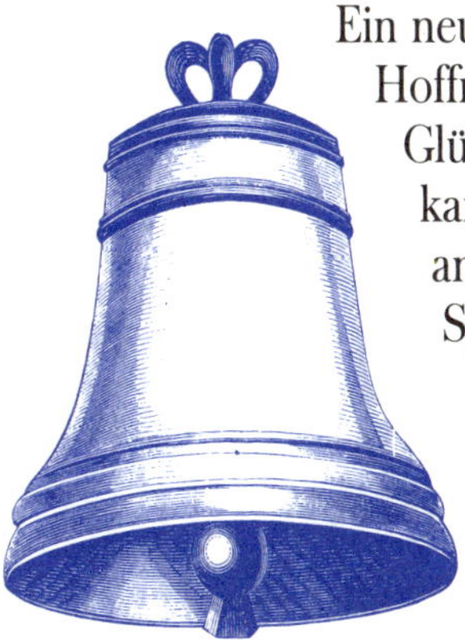

Ein neues Jahr, neue Wünsche, neue Hoffnungen. Die Türen stehen den Glückwünschenden offen. Früher kamen die Kinder zum Neujahrsansagen mit einem Lied oder einem Spruch:

»Prosit Neujohr,
a Brezn wia a groß' Tor,
an Lebzelten wia a Ofenplatt,
macht uns mitananda satt!«

Vinzenti-Sonnenschein – bringt reichen Segen an Frucht und Wein.

Gewitter sind vor allem im Sommer angesiedelt. Vor dem 27. März und nach dem 5. Oktober sind sie nur noch selten.

Kater – die Strafe folgt ihm nicht »auf dem Fuße«, sondern, wie man weiß »in den Kopf«!
Aber wenn er schon mal da ist, füttert man das Untier am besten mit einem Fisch, dann ist es wieder satt und verabschiedet sich. Tatsächlich ist ein altbewährtes Mittel der saure Hering! Der Mineralhaushalt muß wieder hergestellt werden! Wer keinen Hering mag, kann auch saure Gurken nehmen.

– Starker, kalter, ungesüßter Kaffee unter Zugabe des Saftes einer ganzen Zitrone ist ebenfalls ein guter Helfer.

– Kalte feuchte Tücher oder ein Eisbeutel in den Nacken helfen gegen die Kopfschmerzen, danach trockenreiben - das regt die Durchblutung an.

– Kamillen- oder Pfefferminztee (oder eine Mischung aus beiden) hilft gegen die Übelkeit!

– Der Magen wird wieder langsam versöhnt, wenn man ihn mit einem Eßlöffel Marmelade oder einem warmen Zuckerwasser (auf ein Glas Wasser ein Eßlöffel Zucker) aufpäppelt.

Heute entledige ich mich einer alten Gewohnheit und werde ein neuer Mensch mit einem neuen Leben. – Ich befreie Dich und mich von der Bürde der Vergangenheit.

Coca-Cola

Coca-Cola auf weichen Lappen geben und Rostflecken auf Metall damit einreiben. Der Rost läßt sich wegreiben. Ebenso kann es den WC-Reiniger ersetzen. Reste ins WC schütten!

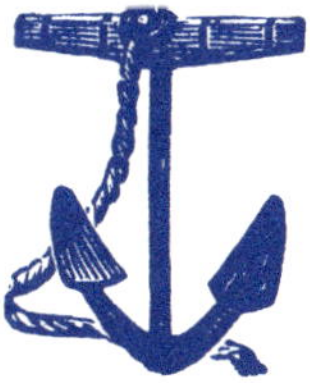

Wenn Sie einen Vorsatz gefaßt haben, wiederholen Sie in regelmäßig mehrmals am Tag!

Stürme treten im Herbst und Winter häufig auf. Vor dem 18. September und nach dem 21. März sind sie selten. Besonders häufig treten sie am 30. Oktober, 13. und 24. November, 5. und 6. Dezember, 3. Januar und 1. Februar auf.

Sorget euch nicht um euer Leben. Seht die Vögel unter dem Himmel. Sie säen nicht, sie ernten nicht, sammeln nichts in Scheunen und euer himmlischer Vater ernährt sie doch.

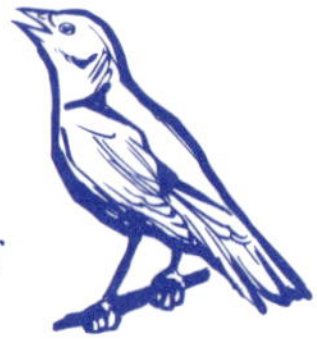

Der Monat **Februar** leitet seinen Namen vom lateinischen »februare« her, das bedeutet reinigen und führt auf das römische Reinigungsfest zurück. Im altrömischen Kalender war der Februarius der zwölfte Monat des Jahres mit 28, in einem Schaltjahr mit 29 Tagen.

Auch der Februar kann mit einigen Heiligen und Festtagen aufwarten, wie Lichtmeß, 2. Februar 40 Tage nach der Geburt Christi wird zur Erinnerung an den Besuch Marias im Tempel das Fest der Lichterweihe gefeiert. Früher war es auch der Tag, an dem die Dienstboten ihre alten Stellungen verließen, um neue anzutreten oder sie verlängerten den Dienstvertrag bei ihren alten Herren, wenn diese sie gut behandelt hatten.

Am 3. Februar ist der Tag des hl. Blasius. An diesem

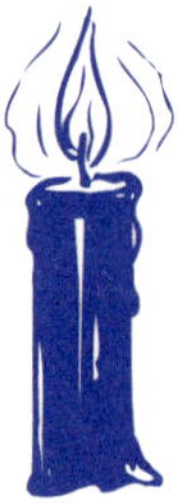

Tag wird in den Kirchen der Blasius-Segen erteilt, der über zwei brennende, gekreuzte Kerzen gesprochen wird und vor Halskrankheiten schützen soll. Der Sage nach hat der Bischof Blasius einem Buben, der an einer Gräte zu ersticken drohte, das Leben gerettet.

Am 24. Februar ist das Fest des hl. Matthias oder Matheis, der durch sein Martyrium mit der Axt zum Patron der Zimmerleute und Fleischhauer geworden ist. An seinem Tag gruben die Frauen früher die Erde auf, um Krautsamen hinein zu säen. Denn nach dem Volksglauben war dieser Tag besonders gesegnet. Der Matheistag gilt auch seit altersher als wichtiger Zukunftstag für die kommende Witterung. Eine überlieferte Bauernregel drückt es so aus:

»Matheis bricht's Eis, hat er keins, so macht er eins.«
Sankt Matthias ist übrigens der einzige Apostel, der in Deutschland begraben ist, und zwar in Trier.

Alles, was ihr von anderen erwartet, das tut ihnen.

Unsere **Gesichtsmuskulatur** reguliert in gewisser Weise die Funktion des Gehirns. Sind wir in Bewegung, kann sie die Blutzufuhr fördern oder bremsen. Unsere Gefühle spiegeln sich im Gesicht wieder. Umgekehrt ist es auch möglich, das zu empfinden, was das Gesicht ausdrückt! Lachen Sie über Schmerzen, und bald werden Sie keine Schmerzen mehr empfinden. Machen Sie ein kummervolles Gesicht, so wird sich dieser bald einstellen.

Bringen Sie Ihren Körper in eine optimale Verfassung, und Ihr Gehirn wird optimal funktionieren!

Schallplatten

Ärger mit zerkratzten Schallplatten? Abreiben mit feinem Maschinenöl, und sie sind wie neu!

Warzen können sehr störend wirken. Sie können durch Viren verursacht werden oder bei zunehmendem Alter durch den höheren Talggehalt der Haut. Sie können einzeln oder in Herden auftreten. Manchmal verschwinden sie sehr schnell von selbst wieder, können aber genauso über einen langen Zeitraum sehr hartnäckig sein.

Rezept 1: 100 g Arnikatinktur und damit mehrmals täglich die Warze beträufeln.

Rezept 2: 30 g Bocksbart, 40 g Löwenzahn, 30 g Zwiebel – alles mischen und auspressen, damit mehrmals täglich beträufeln.

Rezept 3: 100 g Schöllkrautstengel auspressen und mehrmals täglich damit beträufeln.

Schuppenflechte – Worauf der Name schon hinweist, zeigen sich bei der Schuppenflechte silberglänzende oder graufarbene Schuppen auf roten Hautflecken. Entfernt man die Schuppen, treten darunter punktförmige Blutungen auf. Wird die Krankheit nicht behandelt, kann sie sich auch auf die Gelenke ausdehnen. Die Schuppenflechte kann sehr viele unterschiedliche

Ursachen haben, angefangen von Überernährung, Fehlernährung, unbekannte Stoffwechselstörungen usw. Verschiedene Tees haben gute Erfolge gezeigt:

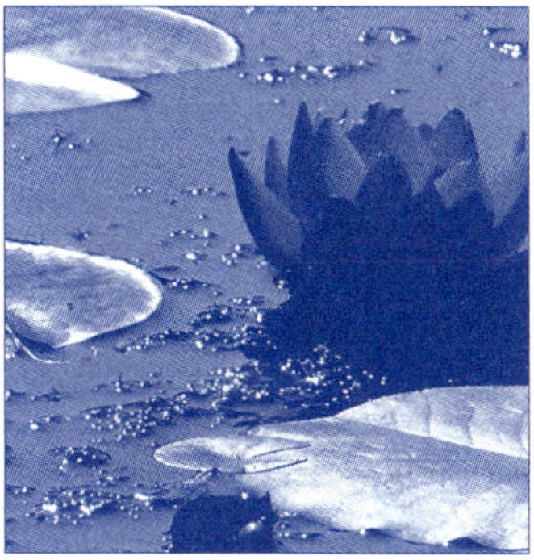

Rezept 1: 25 g Erdrauch, 30 g Fenchel, 25 g Kamille, 25 g Nerium indicum

Rezept 2: 15 g Dodonea viscosa, 5 g Klettenwurzel, 10 g Löwenzahn, 15 g Schöllkraut

Rezept 3: 15 g Bittersüß, 25 g Brennesselwurzel, 15 g Ehrenpreis, 25 g Löwenzahnkraut, 15 g Pongamia pinnata, 10 g Rosmarin

Allgemeine Halsentzündung und Heiserkeit

Am häufigsten sind Entzündungen des Kehlkopfs, Rachenkatarrh und Angina. Sie beginnen mit Brennen und Trockenheit im Hals, Heiserkeit, Lymphknotenschwellung und Schluckbeschwerden. Eine Erkältung kann bereits zur Kehlkopfentzündung führen, ebenso angegriffene Mandeln oder sie ist eine Begleiterscheinung von Bronchitis, Keuchhusten, Grippe, Masern usw. Als Folge einer langen Reizung kann Rachenkatarrh auftreten. Dazu gibt es einen erfolgreichen Tee:

Rezept : 35 g Bibernelle, 15 g Eibisch, 20 g Frauenmantel, 10 g Leinsamen, 30 g Salbei

3 Teelöffel auf 1/2 Liter Wasser – täglich eine Tasse, zusätzlich mehrmals täglich gurgeln.

Fussel

Fusselnde Angorawolle oder Tierhaare lassen sich mit einem Schaumgummischwamm leicht von Kleidungsstücken oder Polstermöbeln entfernen. Auch eine Nylonbürste ist gut geeignet, da sich durch das Reiben die Bürste statisch auflädt und somit die Haare anzieht.

Um die großen Mengen an Gift und überschüssiger Flüssigkeit wieder aus dem Körper zu entfernen, die sonst unseren Sauerstoffgehalt vermindern würden, sind unsere Zellen auf das Lymphsystem angewiesen. Es hat keine Pumpe wie der Blutkreislauf. Nur durch die Atmung und die Bewegung der Muskeln wird die Lymphe transportiert. Sie müssen also tief atmen und sich richtig und ausreichend bewegen, wenn Sie ein intaktes Lymph- und Immunsystem haben wollen. Gleichzeitig schafft es einen gesunden Blutkreislauf.

Viele Menschen sind nicht faul.
Sie haben nur kein Ziel für das zu kämpfen
es sich lohnt. Darum sollten wir unbedingt
wissen, was wir wollen.

Eine kleine Leckerei: Busserl

Zutaten: 2 Eiweiß, 250 g Puderzucker, ein paar Tropfen Zitronensaft oder Essig, eine Handvoll gehackte Nüsse

Das Eiweiß wird mit dem Puderzucker steif geschlagen – Zitronensaft oder Essig zugeben und nochmals sehr steif schlagen, dann die gehackten Nüsse leicht unterheben. Die Masse mit einem kleinen Löffel in Häufchen auf Oblaten geben und ca. 10 Minuten bei 170-180 °C backen.

Fastnacht

Nach der langen dunklen, staden und besinnlichen Zeit hat man im Fasching, in der Fastnacht endlich wieder Gelegenheit, sich ein wenig auszutoben. Dauert heute der Fasching mindestens 6-8 Wochen, so war er früher eine Angelegenheit von genau 5 Tagen, und zwar vom unsinnigen Donnerstag bis zum Faschingsdienstag. Der unsinnige oder gumperte Donnerstag war der Kindermaskerade vorbehalten, der rußige Freitag war der Tag des großen Schlachtens, am schmalzigen Samstag wurden in Hülle und Fülle

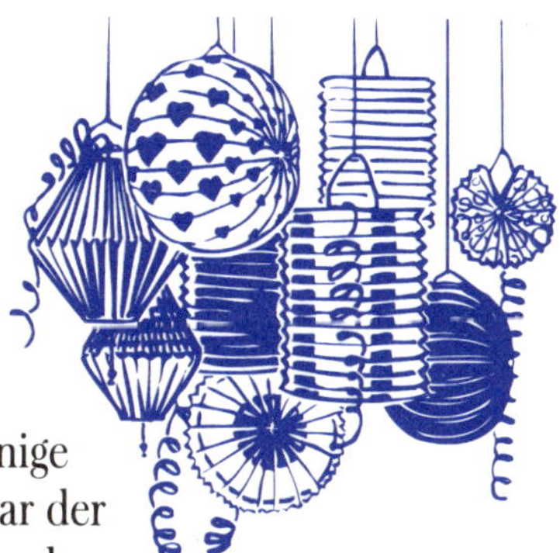

Krapfen gebacken. Dem Sonntag mit seinen Maskeraden, Umzügen, Trunk, Scherzen und üppigen Genüssen folgten die letzten zwei Narrentage: Rosenmontag und Faschingsdienstag. Der Dienstag endet meist mit einem wirbelnden Kehraus, dem Faschingseingraben, dem Verzehr eines Heringsschmauses und früher auch noch zum Zeichen übergroßer Trauer, einer Wassersuppe.

Lustig ist die Fasinacht,
Wann die Mutter Küchl bacht.
Wann sie aber keine macht,
Pfeif' ich auf die Fasinacht.

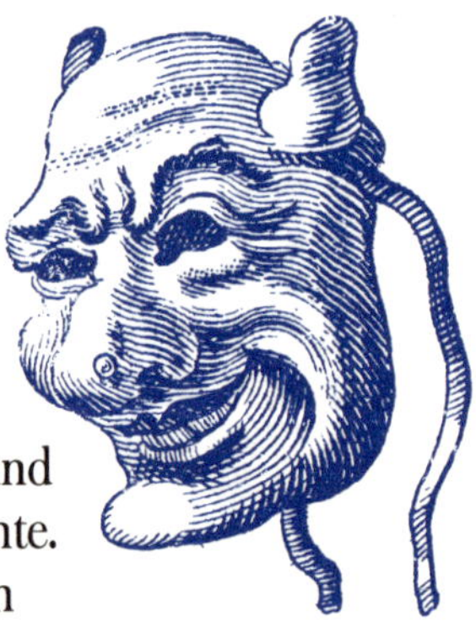

Diese fünf Tage waren eine Zeit des großen Schmausens, denn ab Aschermittwoch wurde und wird ja wieder gefastet. Und vor allem hat man sich früher viel mehr und strenger an die Fastentage gehalten, als in der heutigen Zeit. Ab dem Faschingssamstag gab es Braten, Würste, Schlachtschüsseln und Gebackenes so viel jeder essen konnte. Die Bäuerinnen mußten den ganzen Samstag backen, und wenn sie um Mitternacht noch nicht fertig waren, durften die Dorfburschen ihre Heugabeln zum Fenster hineinhalten, und alle drei Zinken mußten mit frischem Backwerk behängt werden.

Aber der Aschermittwoch und der Karfreitag sind in unserer Zeit wahrscheinlich die zwei letzten Fastentage, an die sich noch einige Menschen halten, und vor allem das Fischessen ist ja schon zur Tradition geworden.

Ein ganz typisches und besonderes Rezept von früher ist das Hechtenkraut. Es ist ein altes bayerisches Fastengericht und war obendrein die Lieblingsspeise König Ludwigs II. Seine Köche mußten angeblich immer und überall gerüstet sein, um ihm diese Speise zubereiten zu können.

Hechtenkraut

Ein Hecht wird ausgenommen, gründlich gewaschen und geschuppt, mit Zitronensaft abgerieben, gut gesalzen und gepfeffert und in reichlich Butter gebraten. Man löst das Fleisch vorsichtig von den Gräten, zerlegt es in schöne Stücke und schichtet es mit in Butter geschmorten Zwiebelringen zwischen gekochtes Weinsauerkraut in eine feuerfeste Form ein. Darüber gießt man eine Mischung aus 200 ml Sauerrahm, 3 Eidottern, 50 g geriebenem Parmesan, Salz, einer Spur Muskat, Pfeffer und dem Eischnee der drei Eier. Das Hechtenkraut wird in der Röhre bei 200 °C goldgelb überbacken.

Sehr beliebt in der Fastenzeit waren auch die **Brezeln**. Sie waren ein wichtiges Kultgebäck und wurden zuerst nur in den Klöstern des Mittelalters aus Weizenmehl hergestellt und galten als Armenspeise, die nach dem Aschermittwoch an die Hungernden verteilt wurde. Ganz früher hatten die Brezen die Form eines Ringes um ein Kreuz. Es ist nicht sicher, ob es sich dabei um eine Grabbeigabe handelte. Der Name Breze wird einerseits vom lateinischen »bretiolum« abgeleitet, was so viel heißt wie kleiner Brei, andere wieder sagen, er käme von »bracchiolum«, was ineinander geschlungene Ärmchen bedeutet. Das würde auf ein Totenkultgebäck hinweisen. Jedenfalls hat sich die Breze bis heute gehalten, und da das Rezept in der Fastenzeit etwas karger gehalten war und statt Milch Wasser verwendet wurde, hat man diese Form der Breze auch die Wasserbreze genannt.

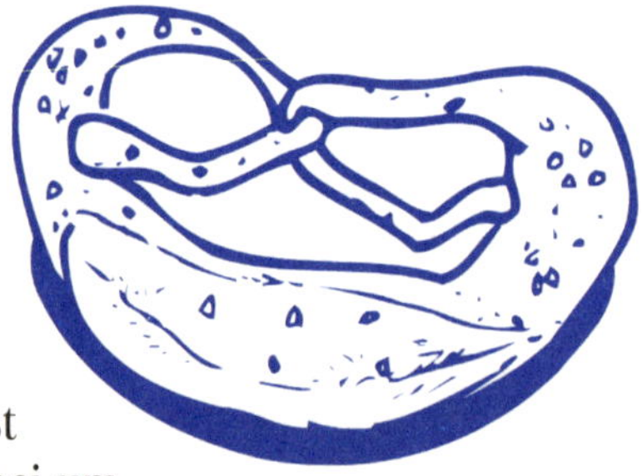

Ich gebe mich leicht in den Fluß
der Wandlung. Mein Leben steht
unter göttlicher Führung, und ich gehe immer
in die beste Richtung.

Verspannter Rücken

Sitzen Sie viel? Dann kann es sein, daß Sie Ihren Rücken verkrampfen. Stehen Sie auf und strecken Sie Ihre Arme weit nach oben, so, als wollten Sie die Decke erreichen. Ziehen Sie Ihren Rücken so lang Sie können und beziehen Sie Ihr Becken in diese Dehnung mit ein. Mindestens fünf Sekunden lang. Die Arme langsam herunternehmen. Gehen Sie nun ein paar Schritte. Danach lassen Sie Ihren Hüfte leicht kreisen – fünfmal nach rechts und fünfmal nach links. Übung mehrmals am Tag.

Vogelsand

Stört Sie lästiger Zigarettengestank? Einfach Vogelsand in den Aschenbecher geben. Die Zigarettenstummel erlöschen sofort, und die Asche stinkt nicht.

Mit Flexibilität und Leichtigkeit betrachte
ich eine Sache von allen Seiten, da es unzählige
Möglichkeiten gibt sie zu sehen, zu beurteilen
und in dieser etwas zu tun.

Fensterleder

Die Fensterleder bleiben weich, wenn man sie nach Gebrauch in lauwarmen Salzwasser ausspült.

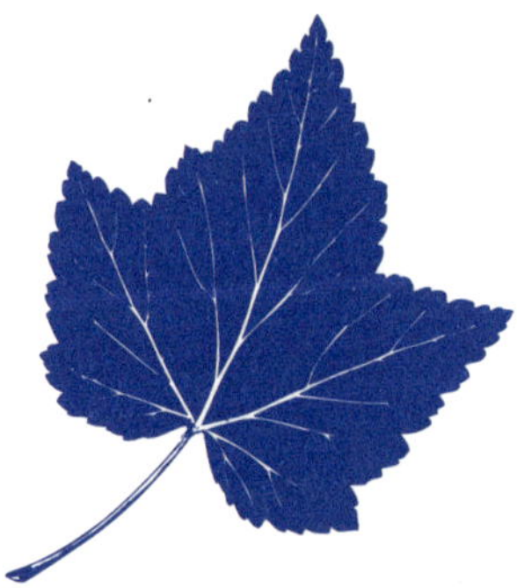

Alle Angaben in diesem Buch beruhen auf dem neuesten Stand von Wissenschaft und Forschung. Grundsätzlich sollten jedoch alle Befindlichkeitsstörungen mit einem Arzt besprochen werden, ehe eine Selbstbehandlung vorgenommen wird. Insbesondere muß geklärt werden, daß die Beschwerden nicht Symptome von Krankheiten sind, die dringender ärztlicher Hilfe bedürfen. Für den Erfolg bzw. die Richtigkeit der Anwendungen in jedem Einzelfall können Autoren und Verlag keinerlei Gewähr übernehmen.